LÉSIONS OSTÉO-ARTICULAIRES

CAUSÉES PAR LA PÉNÉTRATION DES

PROJECTILES DE GUERRE

A TRAVERS LE GENOU

TRAITÉES DANS LE SERVICE DE CHIRURGIE
BATIMENT B' DE LA CASERNE BRUNE, DE BRIVE

(Septembre 1914 — Janvier 1915)

FORMATION DE L'ARRIÈRE

PAR

FRANCISQUE LE MOINE (DE BRIVE)

ANCIEN INTERNE EN CHIRURGIE DES HOPITAUX DE PARIS
AIDE-MAJOR DE 2e CLASSE (TERRITORIALE)

AVEC PRÉFACE DE

M. EUGÈNE ROCHARD

CHIRURGIEN DE L'HOPITAL SAINT-LOUIS. — PRÉSIDENT DE LA SOCIÉTÉ DE CHIRURGIE

20 PLANCHES HORS-TEXTE ET 13 SCHÉMAS

PARIS
VIGOT FRÈRES, ÉDITEURS
23, RUE DE L'ÉCOLE-DE-MÉDECINE

1915

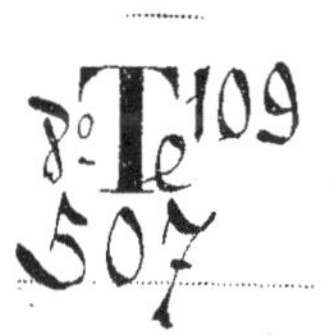

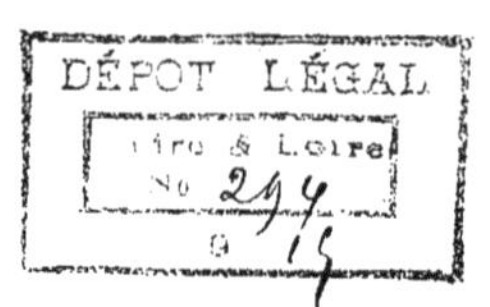

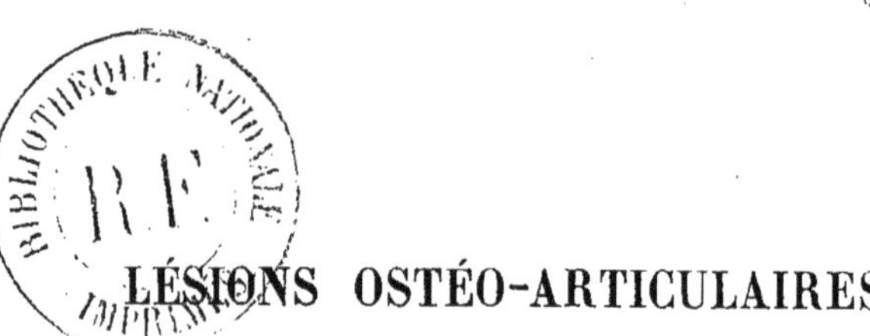

LÉSIONS OSTÉO-ARTICULAIRES

CAUSÉES PAR LA PÉNÉTRATION

DES PROJECTILES DE GUERRE

A TRAVERS LE GENOU

LÉSIONS OSTÉO-ARTICULAIRES

CAUSÉES PAR LA PÉNÉTRATION DES

PROJECTILES DE GUERRE

A TRAVERS LE GENOU

TRAITÉES DANS LE SERVICE DE CHIRURGIE
BATIMENT B' DE LA CASERNE BRUNE, DE BRIVE

(Septembre 1914 — Janvier 1915)

FORMATION DE L'ARRIÈRE

PAR

FRANCISQUE LE MOINE (DE BRIVE)

ANCIEN INTERNE EN CHIRURGIE DES HOPITAUX DE PARIS
AIDE-MAJOR DE 2e CLASSE (TERRITORIALE)

AVEC PRÉFACE DE

M. EUGÈNE ROCHARD

CHIRURGIEN DE L'HOPITAL SAINT-LOUIS. — PRÉSIDENT DE LA SOCIÉTÉ DE CHIRURGIE

---

20 PLANCHES HORS-TEXTE ET 13 SCHÉMAS

PARIS
VIGOT FRÈRES, ÉDITEURS
23, RUE DE L'ÉCOLE-DE-MÉDECINE

1915

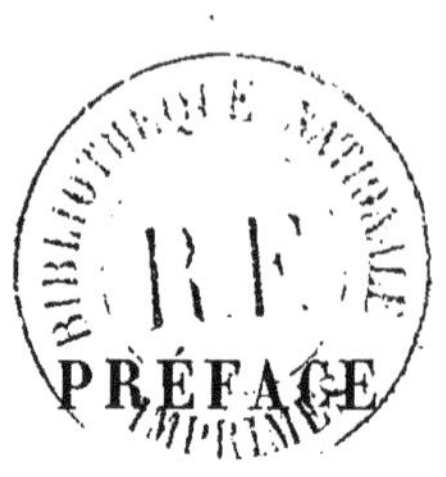

PRÉFACE

Mon ami Le Moine, dans l'introduction du travail que je vous présente, a fait très judicieusement remarquer qu'il n'existait *aucune classification*, ni même aucune description importante des lésions causées par la pénétration des projectiles de guerre à travers le genou et il a voulu combler cette lacune.

Je ne puis que le féliciter d'avoir eu le courage de se mettre à l'œuvre en ce moment et d'avoir profité de l'étude des blessés qui lui étaient confiés, pour nous présenter les types principaux de ces terribles blessures.

Non seulement, il en fait ressortir la gravité et en donne la description, mais encore il en apporte une bonne classification dans laquelle peuvent rentrer tous les cas qu'on peut rencontrer.

Les variétés il faut le dire, en sont excessivement nombreuses, car les balles avec leur force de pénétration actuelle peuvent causer des délabrements sans nombre.

J'ai eu à soigner pour ma part de véritables luxations du tibia sur le fémur après éclatement d'un des condyles du fémur, mais les indications du traitement sont toujours les mêmes, quelle que soit la diversité de la lésion : *la conservation du membre*, grâce aux larges incisions et à une désinfection rigoureuse.

De nombreuses planches avec observations, accompagnent l'opuscule de Le Moine et rendent agréable la lecture de ce petit ouvrage qui sera toujours consulté avec fruit.

EUGÈNE ROCHARD.

CHIRURGIEN DE L'HOPITAL SAINT-LOUIS,
PRÉSIDENT DE LA SOCIÉTÉ DE CHIRURGIE.

Paris, le 3 mars 1915.

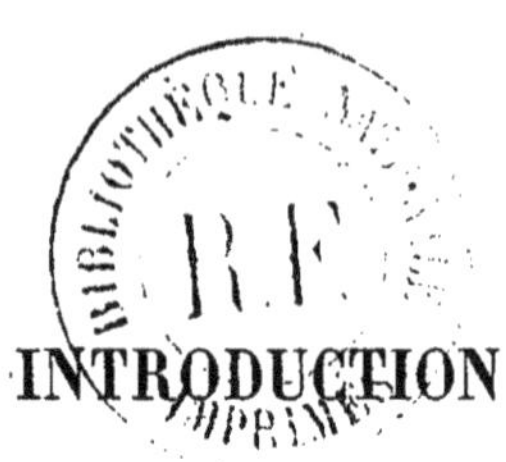

INTRODUCTION

Que faut-il entendre sous le nom de *lésions du genou ?* car il s'agit d'un terme vague, d'un cri de douleur poussé par une série de blessés.

Dans la *Chirurgie civile*, où l'on rencontre ordinairement des lésions causées par une chute directe sur le genou, ou la chute indirecte d'un corps étranger sur celui-ci, il est facile, par la pathogénie, par les circonstances concomitantes, par l'examen presque immédiat de la lésion, la rareté de la fracture compliquée, il est ordinairement facile, alors que le malade se plaint du genou, de préciser, en face de ce terme vulgaire et générique de « genou », par *un terme plus précis* comme celui de *fracture de la rotule* de l'*extrémité inférieure du fémur*, ou celui d'*un plateau tibial.*

Mais en *Chirurgie militaire* souvent la grosse quantité de blessés d'un convoi peut faire comprendre sous ce nom de fracture du genou, une diversité énorme de lésions ; d'autant plus qu'il s'agit, ici, de lésions créées sous des angles très différents par des projectiles d'une infinité de formes comme ceux causés par les mille morceaux d'un obus qui vient d'éclater. De même, à l'arrière, là où est dirigée la plus grande quantité de blessés, l'on a à faire à des sujets traumatisés souvent depuis plusieurs jours et chez lesquels une lésion osseuse extra-articulaire mais justa-articulaire a déjà eu le temps de *retentir sur l'articulation du genou.*

L'on voit donc combien grande peut être la *complexité* des fractures causées au niveau du genou. C'est là, en effet, qu'anatomiquement, finissent l'os de la cuisse, ceux de la jambe et qu'existent là, encore, les organes propres du genou : rotule et synoviale, d'autant plus que toutes ces fractures relèvent d'une incidence variable du projectile qui peut blesser soit une seule, soit plusieurs de ces parties constituantes. Ajoutons à cela la grande variabilité de projectiles : la balle ordinaire ou dum-dummisée de TUFFIER, la balle variable dans sa forme avec chaque nation belligérante, le schrapnell arrondi ou aplati à la fin de sa course qui n'a pas été stérilisé et a chassé, à l'emporte-pièce, un morceau de capote, enfin l'éclat d'obus souvent énorme recouvert de terre tétanique ou en forme de lamelle si fine qu'à la radioscopie il peut rester invisible. Ajoutons, enfin, que l'on pourra voir apparaître, au cours de toutes ces lésions, des localisations infectieuses secondaires pouvant aussi bien frapper la synoviale que la moelle de l'os. La *radiographie* a certainement contribué, de beaucoup le plus, à la dissociation et à l'éclairage plus lumineux de ces divers dégâts. Et c'est pourquoi, il semble que la chirurgie militaire doive, à l'heure actuelle, surtout à l'arrière, devenir plus précise, plus élective et surtout plus conservatrice. Il n'en résulte pas moins, cependant, que les lésions du genou produites sur le champ de bataille — étant donné qu'elles existent soit au voisinage, soit au sein même de la plus vaste synoviale de l'organisme — restent toujours des lésions de *la plus haute gravité*. Elles peuvent laisser le combattant infirme pour sa vie, souvent même elles peuvent menacer et même perdre celle-ci.

*
* *

Dans les *Traités de pratique chirurgicale civile*, l'on comprend donc que les auteurs n'aient pas donné, aux lésions ostéo-articulaires traumatiques du genou, l'importance considérable qu'ils ont donné aux altérations des membres comme celles des os du bras ou des os de la jambe, relevant d'un simple effort; ceux-ci n'ont jamais à faire à des blessés

« en série », comme ceux que produiraient systématiquement et mathématiquement telle compagnie, tel régiment, tirant à la fois un peu trop bas. C'est ainsi que dans le *Traité de Chirurgie de* DUPLAY *et* RECLUS, un des plus documentés et des plus modernes, l'article traitant des lésions du genou se borne surtout à la description des contusions de celui-ci. En revanche, l'on trouve une littérature très érudite sur les questions des fractures de la rotule ou des extrémités du fémur ou des os de la jambe. Il semble bien, au contraire, comme le prouve l'état de nos blessés du genou, que la chirurgie militaire trouve, ici, une véritable entité traumatique que, grâce à la radiographie de l'arrière, il faut étudier sous toutes ses formes cliniques. De même, dans son *Précis des fractures et des luxations* le professeur HELFERICH de Greifswald décrit bien, avec des planches ajoutées au texte, des fractures intra et juxta-articulaires en rapport avec des décollements épiphysaires ; mais il ne s'agit là que de lésions isolées : par exemple, les fractures sus-condyliennes transversales, intra-condyliennes, uni-condyliennes ou, encore, les fractures étoilées de la rotule relevant de traumatismes directs sans ouverture extérieure de l'articulation, mais dont la simplicité est à opposer à la complexité des lésions causées par l'obus qui vient d'éclater.

* * *

Les *Chirurgiens militaires* ont bien connu, jusqu'ici, la gravité des lésions osseuses du genou et leur terreur des synoviales est pour ainsi dire légendaire. Ces auteurs se sont toujours également préoccupé du moment et des conditions dans lesquels l'intervention est indiquée.

Cependant il semble que l'état de la question soit toujours le même qu'en 1756. « Larrey dans ses *Relations* « *historiques et chirurgicales de l'armée d'Orient* 1803 « dit qu'à cette époque le mémoire de Faure, traitant de « la nécessité de l'amputation à la suite des plaies par « arme à feu et du temps où il faut la faire », fut couronné du grand prix.

L'on était cependant en principe très interventionniste : Larrey raconte que le siège d'Acre nous produisit environ 2.000 blessés. En général, dit-il « toutes les bles- « sures étaient graves, doubles ou triples et reçues « de fort près. Il fut fait soixante-dix amputations dont « deux à l'articulation du fémur avec l'os des hanches ». En tout cas il semble qu'il ait été impossible avant l'ère moderne de la Radiographie de dissocier les différentes lésions capables de frapper le genou. La littérature chirurgicale militaire donne des statistiques en masse, mais il n'y a pas encore eu de précision sur la nature exacte de ces traumatismes et par conséquent sur les différentes techniques à leur opposer. Aussi dans son tout récent *Précis de Chirurgie de Guerre* le professeur DELORME n'a-t-il pas eu l'occasion d'attirer l'attention sur les fractures multi-osseuses du genou. Mais M. le Médecin principal TOUSSAINT, écrit dans le *Journal des Praticiens* du 30 janvier 1915 : « Les chirurgiens de l'arrière savent « très bien que plus qu'aucune autre, l'arthrite purulente « du genou trop souvent tourne mal, surtout quand il y a « encore d'autres blessures concomitantes. »

*
* *

Mais c'est vraiment à l'aide de la *Radiographie* que la chirurgie militaire, de même que la chirurgie civile, va atteindre, à son tour, une précision de diagnostic du plus haut intérêt. Celle-ci indiquera, immédiatement, la technique à employer et souvent surtout une technique conservatrice. Il y a certainement des cas où il faut être radical d'une façon absolue et c'est peut-être au cours du traitement des fractures du genou plus qu'au cours d'aucune autre. Les chirurgiens militaires d'autrefois amputaient beaucoup ; l'Hôtel des Invalides a toujours été habité par de ces nombreux pensionnaires infirmes. Actuellement, à l'avant, quand on pourra organiser, à la disposition des chirurgiens, un service radiologique, quelques amputations apparaîtront indispensables mais, grâce à lui, beaucoup plus de membres qu'autrefois pourront être conservés. A l'arrière, en présence d'une lésion du genou, il faudra prendre, le plus tôt possible, une plaque radiographique de face et de profil et intervenir d'une façon éclectique suivant la lésion. Sinon, on sera amené à couper ce que l'on pourrait conserver et à conserver ce qu'il faudra couper plus tard et cela chez un malade de beaucoup, plus déprimé. Autre point, très important, au sujet des interventions au cours des lésions du genou : La Radiographie doit être prise le plus vite possible après la blessure sans cela, pour les lésions du genou, la synoviale et ses culs-de-sac s'infectent d'un pus souvent ossifluent qui masquera sur la plaque la silhouette des parties du squelette et, à plus forte raison, leurs fines lésions.

A notre sens, le genou est une région où s'associe la plus grande synoviale articulaire et un carrefour squelettique très complexe, facile à dissocier par la

Radiographie qui sera la clé de tout le traitement mais qui, sans elle, restera des plus obscurs et des plus dangereux si l'indication ne reste posée que par la seule clinique.

Nous avons été secondés, dans les suites opératoires de ces divers opérés, par MM. les Médecins auxiliaires FOREST et ROCHAT qui, de leur côté, ont pris une part active à nos travaux.

L'illustration de l'ouvrage est due au talent de collaborateurs, que le hasard de ces tristes événements a groupés près de nous et dont l'admirable dévouement aux blessés fut toujours sans limites. Mme François Flameng, nous a fait l'honneur de nous photographier certains de nos blessés. M. Laffon a bien voulu reproduire avec une habile et parfaite intégrité, nos plaques radiographiques et nos pièces anatomiques.

LÉSIONS OSTÉO-ARTICULAIRES DU GENOU

Voyons, d'abord, ce que nous devons comprendre sous le nom de **lésions ostéo-articulaires du genou :**

L'on pourrait croire qu'il ne faut comprendre dans le genou que le squelette de l'article engainé dans la synoviale ; mais c'est que, chirurgicalement, la balle qui entre au-devant de la cuisse est d'abord en dehors de la synoviale puis finit par la traverser. C'est dire que le genou comprend, en plus des surfaces cartilagineuses des os de l'articulation du genou, une certaine étendue de ceux-ci très voisine de la cavité articulaire. Les *anatomistes descriptifs* comme Poirier dans son beau traité, disent textuellement ceci :

« Les rapports de la synoviale avec le cartilage dia-
« physo-épiphysaire fémoral sont les suivants : en avant
« et en arrière, la synoviale atteint ce cartilage mais le
« dépasse rarement ; latéralement, au contraire, elle reste
« à plusieurs millimètres au-dessous de lui. **Quant au**
« **cartilage de conjugaison supérieur du tibia, il**
« **n'entre pas en rapport, avec la synoviale.** Aussi les

« décollements épiphysaires des deux os constituants du « genou ne produisent-ils pas, habituellement, l'ouverture « de la cavité articulaire. »

Donc, pour l'anatomiste, les dimensions du genou, si on tient compte de la synoviale, sont assez restreintes. TESTUT et JACOB, dans leur *Anatomie topographique avec application médico-chirurgicale*, assignent, comme limites au genou, les dimensions suivantes : d'après eux « en « haut, un plan horizontal passant à deux travers de doigt « au-dessus de la base de la rotule en forme la limite supé- « rieure, tandis que, en bas, ils arrêtent le genou à la hau- « teur d'un deuxième plan également horizontal passant « par la tubérosité antérieure du tibia. Ainsi entendu, le « *genou mesure en hauteur de* 12 *à* 15 *centimètres* ».

Pour nous, également, il nous semble rationnel de considérer ces dernières limites comme répondant assez exactement aux lésions traumatiques qu'il faut comprendre sous le nom de **lésions ostéo-articulaires du genou.** Comme nous l'avons déjà dit, il est très fréquent que les traumatismes des tissus juxta-articulaires, et à plus forte raison épiphysaires, retentissent sur la synoviale du genou. Que de blessés, pendant leur transport, à l'arrivée, ou longtemps pendant leurs pansements, avons-nous entendu s'écrier : « Oh! mon genou! » alors qu'il s'agissait, par exemple, de fracture de l'extrémité inférieure du fémur au niveau de sa zone juxta et extra-articulaire ?

*
* *

Nous basant sur l'observation d'une série de traumatisés du genou, et sur l'étude radiographique et l'évolution clinique concernant 13 de nos gros blessés, nous allons décrire, sous le nom de lésions ostéo-articulaires traumatiques du genou, les altérations multiples et variées suivantes :

1° *Les lésions osseuses de l'extrémité inférieure du fémur* au niveau de sa *partie juxta-articulaire*. De celles-ci, les unes seront toujours extra-articulaires. Les autres deviendront secondairement intra-articulaires, c'est-à-dire mixtes ;

2° *Les lésions intra-articulaires* atteignant *la synoviale seule ;*

3° *Les lésions intra-articulaires* atteignant et *la synoviale* et *les diverses parties du squelette.*

I°. — LES LÉSIONS OSSEUSES DE L'EXTRÉMITÉ INFÉRIEURE DU FÉMUR AU NIVEAU DE SA PARTIE JUXTA-ARTICULAIRE

Ce sont là des lésions qui tantôt resteront toujours extra-articulaires mais qui, souvent aussi, retentiront sur l'articulation du genou. Ce sont là, en somme, des *lésions primitivement extra-articulaires*. Il n'en est pas de même des lésions de l'extrémité supérieure du tibia. Nous avons vu, d'ailleurs, que sur cet os, la synoviale ne descend pas au-dessous de sa tubérosité antérieure et c'est ce qui fait que, sur treize fractures compliquées, de l'*extrémité supérieure du tibia*, nous n'avons pas vu, une fois, évoluer de pyarthrose et nous n'avons pas été appelé à pratiquer l'arthrotomie. Il est juste de dire que toutes ces fractures compliquées de la jambe furent opérées systématiquement dans les 48 heures, pour prévenir de parti pris toute complication secondaire. Les fractures de cuisse le furent également et cependant la pyarthrose y fut consécutive et nécessita des interventions variées du genou. Nous rangeons donc, parmi les fractures du genou, les fractures de l'extrémité inférieure juxta-articulaires du fémur.

*
* *

Nous signalerons, d'abord, parmi ces fractures restant toujours *extra-articulaires*, le cas où le projectile fait éclater, dans sa course, le condyle interne. Nous avons eu, en effet, l'occasion de voir un blessé chez qui un schrapnell avait pénétré dans le tissu spongieux du condyle interne et creusé l'os pour s'y former une vraie logette. Ce qui est surprenant, dans cette observation, c'est que au cours de cette fracture, *uni-condylienne interne*, fracture en somme toute parcellaire de l'extrémité inférieure du fémur, il n'y ait pas eu de complications articulaires. En vérité, c'est l'anatomie descriptive qui nous explique ce fait : alors qu'en « avant et en arrière, la synoviale atteint le « cartilage diaphyso-épiphysaire fémoral, mais le dé- « passe rarement; latéralement au contraire, elle reste

« à plusieurs millimètres au-dessous de lui ». C'est dire qu'une fracture uni-condylienne, quoiqu'elle présente des rapports extrêmement intimes avec l'articulation, doit, anatomiquement, *rester extra-articulaire*. Mais il s'agit là d'un fait miraculeux, basé sur l'existence de quelques millimètres de plus ou de moins. Quoi qu'il en soit, cette fracture qui, en apparence, paraît intra-articulaire est, à moins de complications anatomiques, extra-articulaire. Elle est, en principe, très favorable, formant une véritable « inclusion juxta-articulaire du projectile ».

L'observation n° 1 est un cas de ce genre.

OBSERVATIONS

Obs. 1. — Br..... Age : 24 ans. Régiment : 126e d'infanterie. Domicile : aux Couperies-Hautes, par Bussière-Dunoires (Creuse). Blessé le 8 Septembre 1914, à Vitry-le-François. Entré le 12 Septembre 1914 dans le service chirurgical de Brive.

Le diagnostic de fracture partielle et très localisée, de *fracture uni-condylienne interne*, est posé de suite. Il existe un seul orifice d'entrée de projectile. La question est de savoir où s'arrête celui-ci. A la Radioscopie, l'on constate l'existence d'un schrapnell sur la face interne du condyle interne du genou gauche. Cette radioscopie est faite le 28 Octobre et contrôlée et confirmée par une radiographie de face et de profil.

Les mouvements du genou sont possibles; il existe seulement un point douloureux au niveau de la face interne du condyle répondant au plan profond osseux. Il n'y a pas de température, pas de signe d'infection de l'articulation. L'on n'a, en effet, aucun des symptômes d'une lésion intra-articulaire mais la radiographie seule décèle bien que la balle est au-dessus de la limite supérieure du cartilage du condyle interne.

Quoique cette balle ne gêne, en aucune façon, le fonctionnement de son genou, le malade insiste absolument pour que l'on pratique l'extraction de ce projectile. Le 30 Octobre, l'on fait une longue incision sur la face interne de la cuisse, parallèlement au bord interne de la rotule et reclinant en avant le quadriceps et en arrière les muscles de la patte d'oie, l'on va à la recherche du schrapnell tout en se rappelant que le canal de Hunter est là, et que c'est là aussi que le paquet vasculeux nerveux poplité va faire suite aux vaisseaux fémoraux. Nous explorons, à la pulpe du doigt, la surface osseuse située en retrait, au-dessus du condyle interne, puis la face interne du condyle interne lui-même et notre pulpe est dans l'impossibilité, non seulement d'énucléer mais encore de percevoir un ressaut répondant à une saillie quelconque du schrapnell. Pour percevoir d'une façon plus précise, nous quittons notre gant de caoutchouc et après nous être iodé l'extrémité des doigts, nous explorons de nouveau sans succès le squelette. Nous insisterons entre parenthèses sur un fait un peu spécial : c'est que, maintes fois, de cette façon en quittant le gant en caoutchouc et en nous servant de l'index nu, nous avons réussi à découvrir de fins projectiles ou de forme arrondie roulant sous le doigt et inaperçus à travers le caoutchouc.

Pour le cas actuel, nous eûmes donc la confirmation que le schrapnell avait pénétré en entier dans le tissu spongieux du condyle interne. Comme la synoviale est d'une hauteur moins élevée sur les faces internes des condyles que sur leurs faces antérieures et postérieures (et celle-ci reste, en effet, « sur les

Obs. I PLANCHE RADIOGRAPHIQUE N° 1

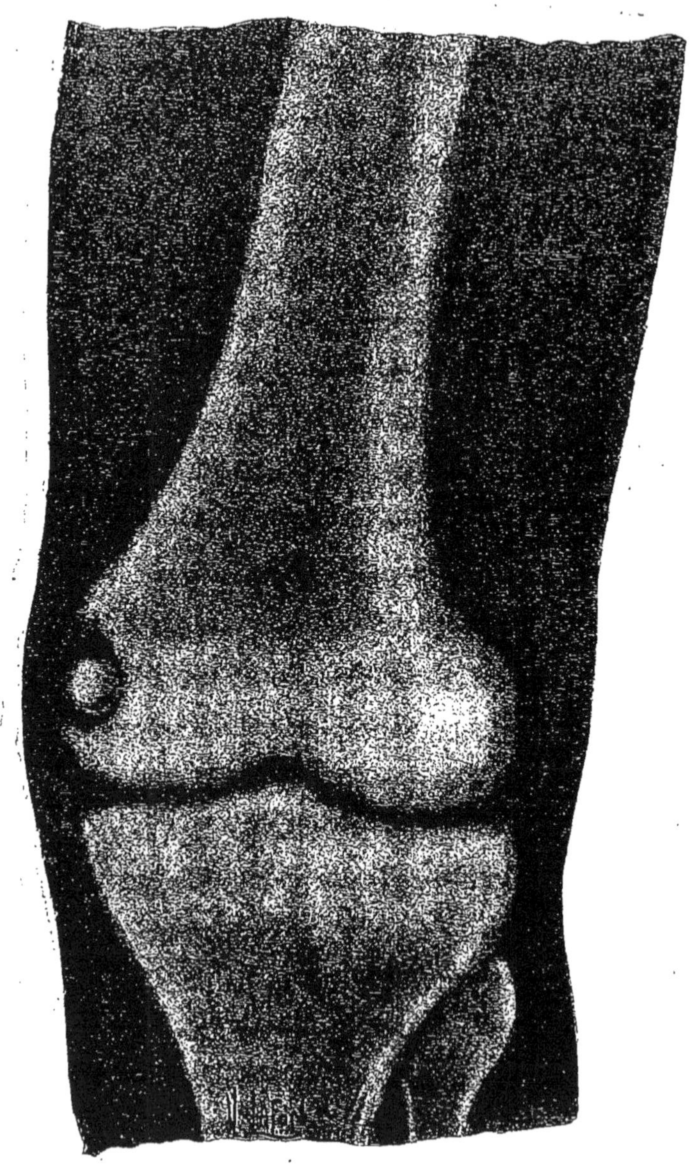

Fracture parcellaire, pénétration uni-condylienne extra-articulaire (face postérieure).
Inclusion d'un schrapnell.

PLANCHE RADIOGRAPHIQUE N° 2

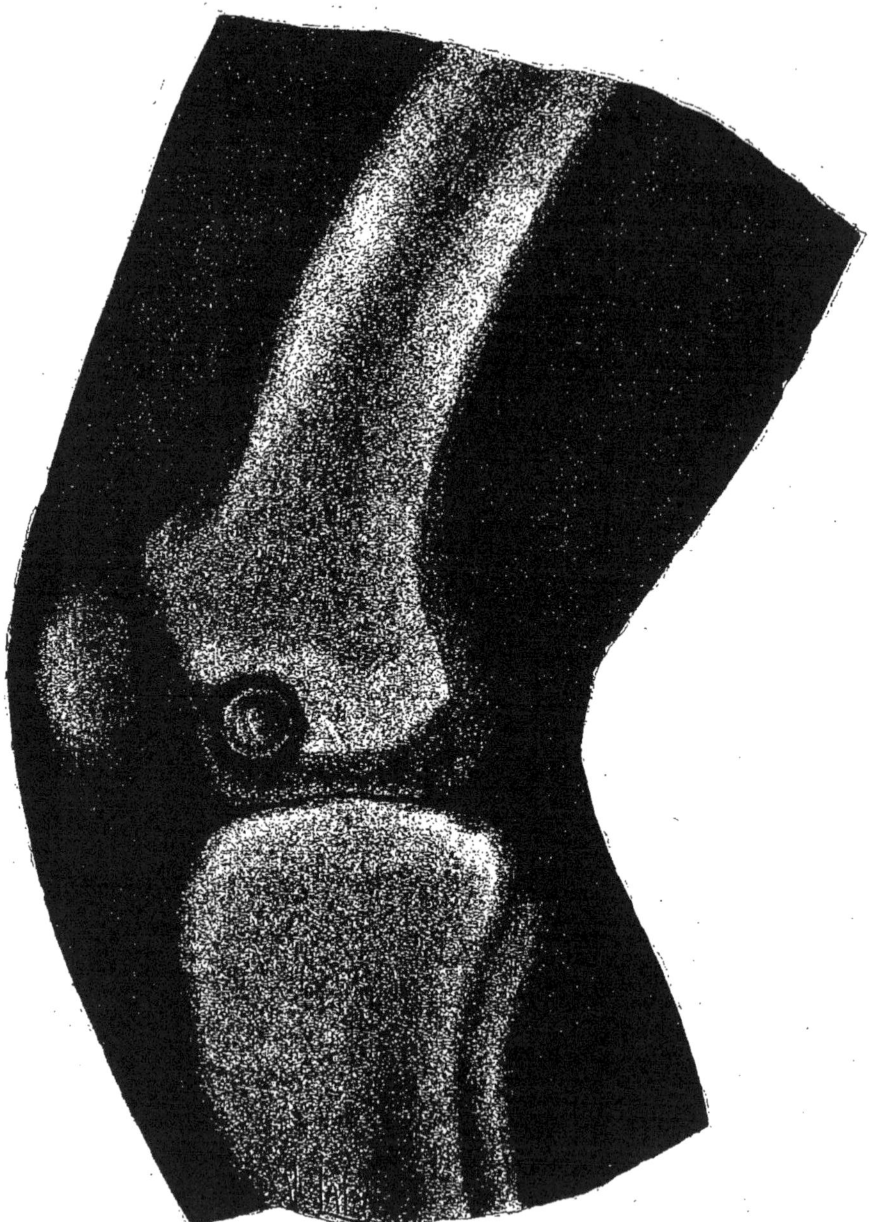

Fracture parcellaire, pénétration uni-condylienne extra-articulaire (face latérale).

« faces latérales à plusieurs millimètres au-dessous du carti-« lage épiphysaire, ») l'on comprend donc que ce schrapnell, invaginé dans le tissu spongieux et en un point supérieur à la synoviale, ait créé une *fracture uni-condylienne interne extra-articulaire*. En effet, cette fracture n'a jamais entraîné de pyarthrose.

Les suites opératoires furent favorables. Un drainage large, maintenu longtemps, fut enlevé le 30 Novembre 1914 et le malade quitta le service de chirurgie le 10 Décembre dans de très bonnes conditions fonctionnelles.

La Radiographie, les recherches de l'intervention et surtout la disposition anatomique de la synoviale nous permettent de déconseiller au sujet une nouvelle recherche du projectile. Enkysté dans l'os, il a toute raison, étant extra-articulaire d'y être bien toléré.

*
* *

Parmi ces fractures *juxta-articulaires*, dans d'autres cas très favorables, la balle, entrant au-dessus du cul-de-sac sous quadricipital, a la chance de franchir, en travers, la cuisse de part en part en ne lésant que l'os. C'est dans ces cas où la consolidation, même aseptique, peut être longue, beaucoup plus longue. Elle rappelle le type des fractures sus-condyliennes, inter-condyliennes et condyliennes dont l'histoire et les types évolutifs ont été classiquement décrits par le professeur Trelat. Dans ces fractures, la structure spongieuse, très vasculaire de l'épiphyse, entraîne un *retard de consolidation*, parfois une véritable *pseudarthrose sus-articulaire*. Les deux observations suivantes n° 2 et n° 3 en sont la preuve :

Obs. 2. — Hu..... 29 ans. Blessé à la bataille de la Marne le 7 Septembre. Arrivé à Brive le 10.

A son entrée, on constate, au-dessous du genou, les deux orifices d'entrée et de sortie d'une balle. Ces orifices et le trajet qui les réunit présentent l'aspect et les *symptômes de lésions aseptiques*. Mais le malade souffre horriblement au niveau du genou. Le moindre mouvement de son articulation est atroce. C'est ce qui fait que n'ayant aucune crainte dans l'évolution des plaies, et d'autre part frappé de la grande douleur du genou au moindre mouvement, nous prenons la décision d'immobiliser le plus vite possible et complètement le membre inférieur.

Comme la fracture est *juxta-articulaire*, nous estimons insuffisante et non appropriée l'application d'un appareil à extension continue et nous nous décidons pour un grand appareil plâtré fixant tout le membre inférieur et laissant à découvert toute la face antérieure du genou et de la cuisse. Ce plâtre est fait le 8 Octobre. On le retire le 6 Décembre et, comme il fallait s'y attendre, pour une fracture de cette région, l'on constate que le *cal est insuffisant*. Nous laissons donc de nouveau le malade au lit et appliquons un appareil à extension continue et pratiquons une immobilisation de tout le membre inférieur à l'aide de deux draps roulés.

En résumé, cette fracture compliquée juxta-articulaire a des suites très aseptiques, mais la *formation du cal y est très lente*, comme cela est la règle dans les fractures condyliennes.

Obs. 3. — H..... Soldat, 21 ans. Le 9 Septembre blessé à la bataille de la Marne. Arrivé à Brive le 13. Opéré le 15. Sous anesthésie générale, incision inféro-latérale externe pour drainage de la *fracture de cuisse juxta-articulaire*. Pansement quotidien à l'aide de mèches de gaze iodoformée et contention de la fracture à l'aide d'attelles de bois ouatées et de petits tampons d'ouate.

La fracture ouverte se cicatrise rapidement et l'application d'un plâtre ouvert en avant est faite le 28 Octobre. Ce plâtre est conservé pendant le mois de Novembre en entier et jusqu'au 10 Décembre. Ce plâtre est enlevé à cette dernière date mais on remarque qu'il existe un *retard de consolidation* d'ailleurs tout naturel étant donné la structure spongieuse du siège de la fracture. Malgré qu'il y ait près de 90 jours de traitement et d'immobilisation, nous appliquons un nouveau plâtre pour obtenir une résistance plus grande du cal (12 Décembre).

*
* *

D'autres fois, la fracture juxta-articulaire reste bien nettement juxta-articulaire, mais il se produit un *éclatement de la diaphyse sus-jacente* qui produit de longs traits de fractures dessinant des dents de scie. Si l'infection y est surajoutée, le pronostic peut devenir inquiétant, car le cal peut être très long à se former par suite de l'ostéomyélite; il y a à craindre que cette suppuration osseuse n'entraîne un état cachectique avec dégénérescence amyloïde des viscères.

L'observation n° 4 est de ce genre. Ayant à faire à une fracture diaphysaire, notre première intention serait d'être conservateur; mais la lenteur de l'évolution, la suppuration abondante de l'ostéite nous feraient devenir un interventionniste radical s'il n'y avait à craindre que l'état général ne permette pas le choc de l'amputation de cuisse.

Obs. 4. — Fl..... Onfroy. Sergent, 23 ans. Blessé le 9 Septembre. La Fère-Champenoise. Date de l'intervention : 15 Septembre 1914.

1° **Drainage de la cuisse** 13 Septembre 1914 face externe car il existe les symptômes d'une fracture compliquée diaphysaire de

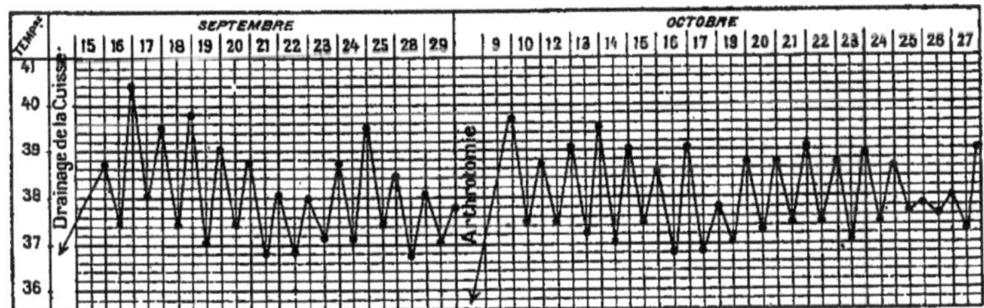

la cuisse ; en même temps extension continue à l'aide de l'appareil Hennequin. La partie de cet appareil qui enveloppe la fracture de cuisse est composée de trois attelles de bois ouatées qui sont enlevées quotidiennement et permettent le pansement de la fracture, en même temps que la bonne contention des fragments pour la formation du cal. L'état général du blessé est cependant très grave mais l'opéré est d'une très grande énergie. Atteint d'une fracture du maxillaire inférieur il a la volonté de se suralimenter pour ainsi dire d'une alimentation exclusivement liquide. La température fait toujours de grandes oscillations et l'on remarque que le genou gonfle et que la cuisse se poste en abduction.

2° La courbe de température élevée, puisque la fracture de la cuisse se draine bien, indique qu'il y a un épanchement du genou suppuré. A la pyarthrose, nous opposons immédiatement

Obs. IV PLANCHE RADIOGRAPHIQUE

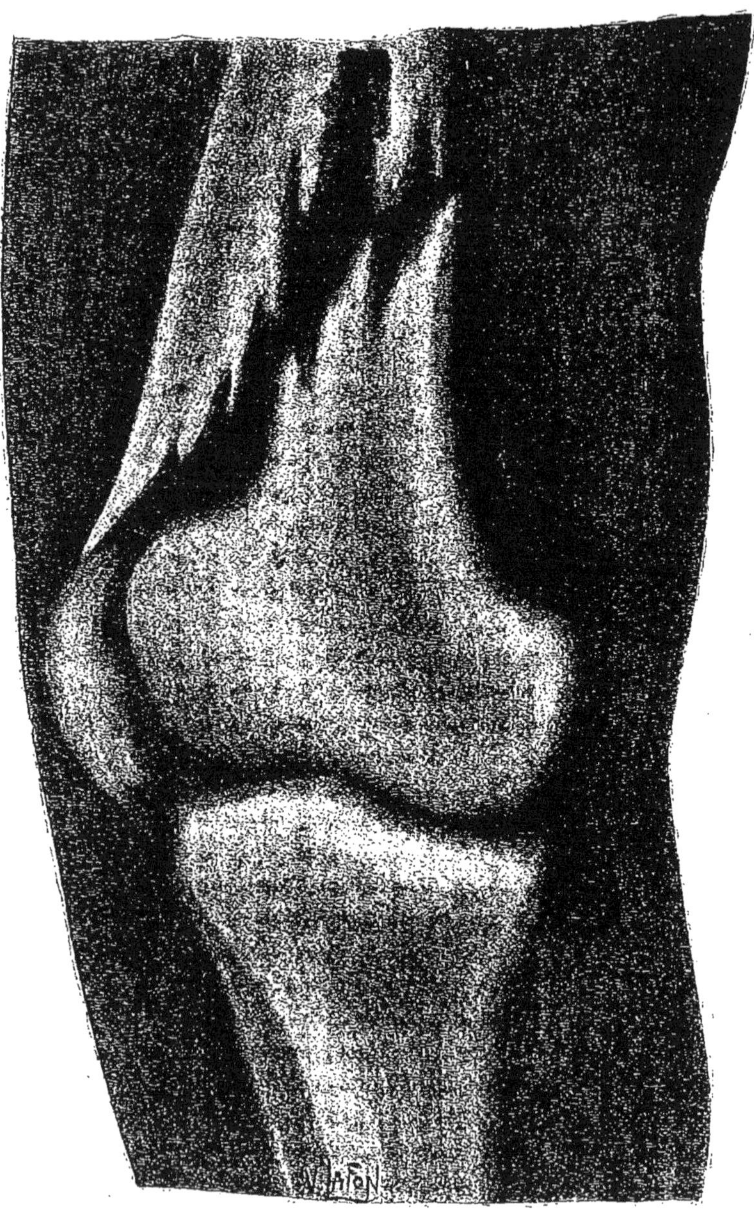

Fracture justa-épiphysaire fémorale avec pénétration diaphysaire.

l'*arthrotomie* le 9 Octobre 1914. La *Radiographie*, malgré le très grave état du blessé, est prise à notre clinique, où l'on transporte le malade en automobile. Elle démontre bien que, d'abord, le pus de la partie inférieure de la cuisse était dû à la fracture dont l'extrémité supérieure se termine au niveau de la partie inférieure du tiers moyen. L'on voit donc que c'est son extrémité inférieure juxta-épiphysaire qui a secondairement inoculé la synoviale et

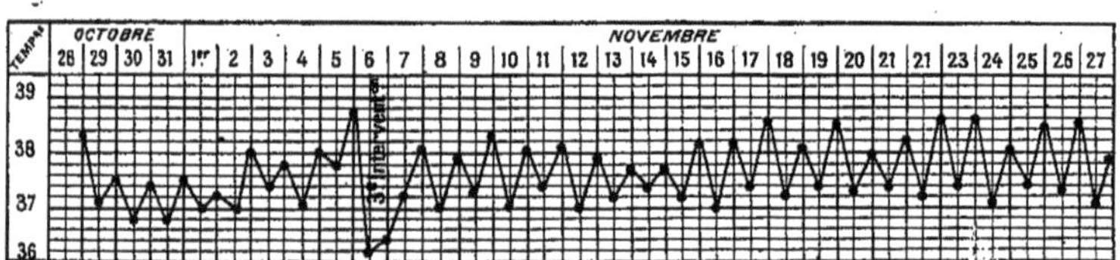

entraîné la pyarthrose du genou. D'ailleurs cette pyarthrose secondaire se draine facilement et le drain articulaire ne donnant plus rien est enlevé de bonne heure.

Malgré cela, la longueur du trait de fracture, la grande surface d'os dont la moelle est ouverte, entraînent une infection diffuse de tous les tissus mous, non seulement de la cuisse mais encore de la jambe. La température ne descend pas et un drainage de la partie supérieure de la jambe et du mollet est pratiqué. C'est là *une troisième intervention* mais qui, malgré tout, ne tarit pas le suintement très abondant et ne fait pas diminuer de volume cet énorme membre inférieur. C'est qu'il s'agit là d'ostéite, d'ostéomyélite étendues à toutes les lèvres osseuses du trait de fracture. C'est le seul drainage du pus osseux qui se fait et les fragments et les surfaces osseuses sont tellement écartées qu'à la date du 11 Décembre 1914 le blessé dit : « Qu'il ne sent pas encore sa jambe reprise ». Et cependant, deux raisons nous font rester conservateur : 1° Il s'agit d'une fracture diaphysaire dont le retentissement sur l'articulation du genou a été peu prolongé. Dans l'observation 5, cas de

Du..., l'arthrotomie de sa pyarthrose a suffi pour guérir cette lésion suppurée de l'articulation, chez Fl..., l'inquiétant est la grande longueur du trait de fracture infectée. Cette ostéomyélite nuit à la consolidation de la fracture et il y a lieu de se demander si, avant que la fracture ne soit consolidée, l'ostéomyélite n'aura pas entraîné une dégénérescence des viscères chez le blessé.

Anatomiquement, cette fracture que l'on peut considérer comme *diaphysaire* devait donc être traitée par la conservation. Mais si l'ostéite est aussi persistante, nous devrons prendre la décision d'avoir recours à une amputation. 2° Une deuxième raison nous interdit, au contraire, cette méthode radicale car, malgré que le malade s'alimente avec une énergie féroce depuis trois mois qu'il est dans le service, chaque fois que nous passons auprès de son lit, la réflexion que nous nous faisons intimement est qu'une amputation de la cuisse le perdrait en 24 heures et même, s'il s'en relevait, elle aurait une influence pernicieuse sur son état moral.

II°. — LES LÉSIONS OSSEUSES EXTRA-ARTICULAIRES DEVENANT SECONDAIREMENT INTRA-ARTICULAIRES, OU MIXTES

Dans d'autres cas, la balle en créant dans sa course la fracture juxta-articulaire après avoir fait éclater le fémur, continue ses dégâts à *travers l'épiphyse* et c'est alors que l'on peut dans les jours suivants voir survenir *une pyarthrose secondaire. La fracture primitivement juxta-articulaire devient secondairement articulaire.* Elle est alors mixte. Dans ce cas il y a lieu de traiter la pyarthrose, de faire une arthrotomie mais il y a lieu d'espérer une évolution favorable car la plupart des lésions osseuses sont extra-articulaires et le traitement conservateur sera suffisant. L'observation 5 est un cas de ce genre.

Obs. 5. — Du..... Louis, 31 ans. Date de la blessure : 7 Septembre 1914. La Fère-Champenoise. Date de l'intervention : 15 Septembre 1914.

Technique des Interventions. — 1° Le 18 Septembre 1914, *arthrotomie classique* pour pyarthrose ; le malade, à ce moment fait une forte température 39°,7. Lavage de l'articulation tous les jours. La température descend progressivement ; cependant le malade maigrit beaucoup et ne dort pas. Les pansements sont très douloureux.

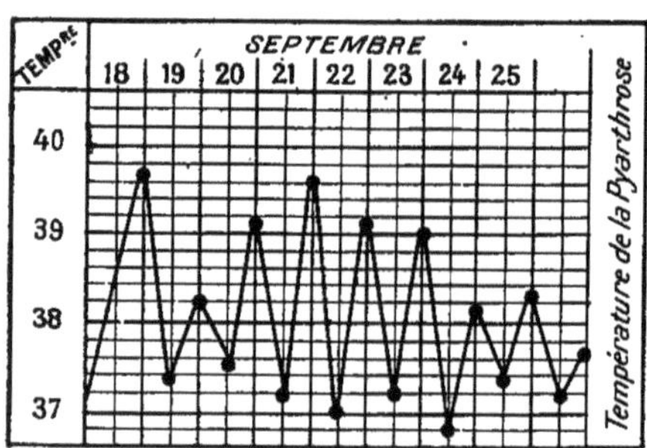

2° Le 13 Octobre 1914, après observation répétée du malade, malgré l'extension continue qui a été faite dès le début à l'aide d'un appareil pour fracture de cuisse type « Hennequin » (car dès le début l'on a posé le diagnostic de fracture de l'extrémité inférieure de la cuisse), l'on remarque que si la température baisse, la douleur aux pansements est toujours aussi vive. Surtout au point de vue orthopédique le cal ne se forme pas et la cuisse prend une forte disposition (en crosse de pistolet). La *Radiographie* est donc pratiquée et montre qu'il existe un véritable éclatement de toute l'extrémité inférieure du fémur. L'on compte au moins cinq fragments dont, entre deux de ceux-ci, une fissure qui pénètre dans le condyle épiphysaire. L'on comprend maintenant que le passage de la balle, entraînant quelques corps étrangers, a déterminé la pyar-

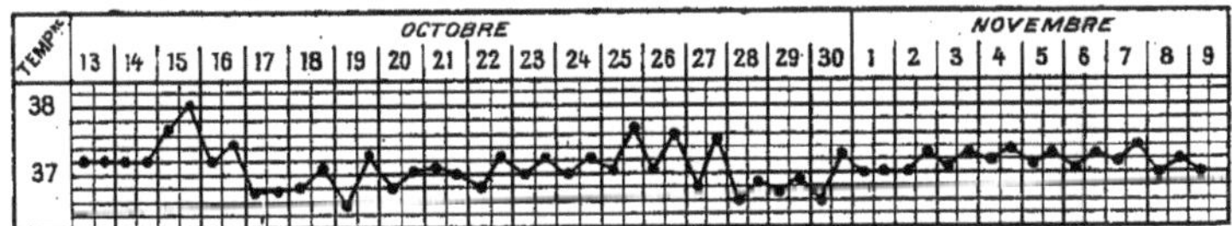

throse immédiate que l'arthrotomie a guérie. Mais il reste maintenant le *côté orthopédique* à traiter pour obtenir une ankylose le plus possible en rectitude et empêcher l'existence d'une pseudarthrose.

Nous appliquons un grand appareil plâtré type coxalgique. La réduction en rectitude est assez douloureuse mais peut cependant être pratiquée sans anesthésie générale.

Suites opératoires. — Le malade s'habitue vite à son plâtre. Les cicatrices des orifices de drainage se ferment peu à peu. Il existe également une fistule à la face postérieure de la cuisse répondant à l'orifice de sortie de la balle. Toutes ces lésions s'améliorent de jour en jour. Et grâce au grand appareil plâtré fenêtré sur les côtés très largement, les soins locaux amènent une amélioration considérable de l'état général qui devient excellent.

Le plâtre sera enlevé quand, logiquement, le cal sera suffisant.

*
* *

Obs. V

PLANCHE RADIOGRAPHIQUE

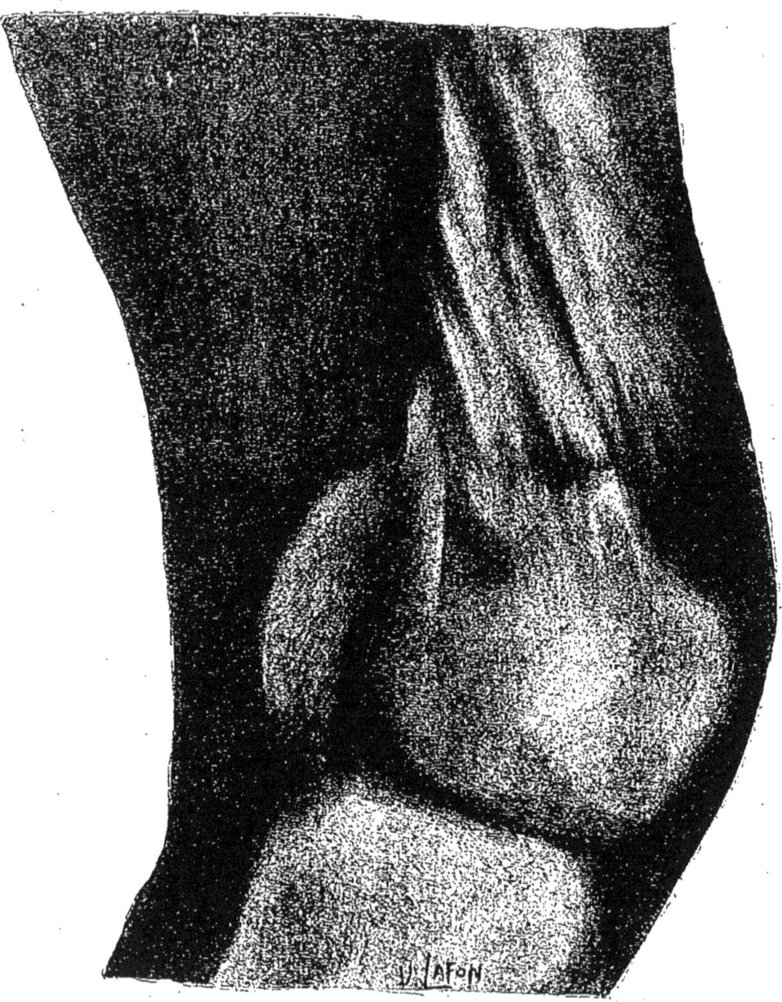

Fracture juxta-épiphysaire fémorale avec pénétration articulaire.

Obs. V PLANCHE PHOTOGRAPHIQUE

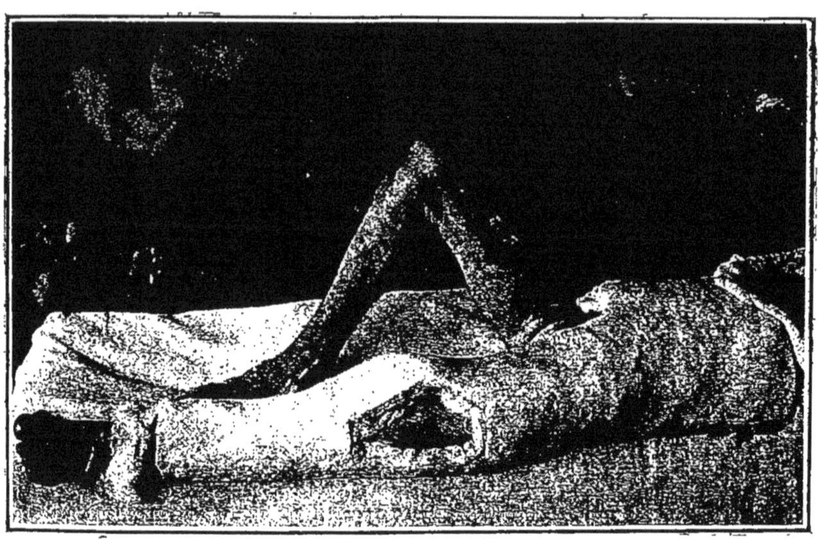

Grand appareil plâtré, en extension, fenêtré pour les pansements.

Enfin il y a des cas où la fracture juxta-épiphysaire conserve, en arrière d'elle, le projectile qui l'a créée. La balle ne va pas entrer et sortir ; elle entrera, fera éclater l'os et *restera en arrière à l'intérieur des parties molles enveloppantes*. Cette balle va être une cause d'irritation du cal qui se reforme. S'il s'agit du schrapnell non stérilisé, il en résultera la formation d'un foyer infectieux où l'on trouvera auprès du trait de fracture et des esquilles osseuses, le corps métallique souvent entouré de débris vêtimenteux. Quand, par la radiographie, ce diagnostic exact est posé, une intervention précise et rapide permettra la conservation du membre et la réparation osseuse. Que si, au contraire, le diagnostic anatomique des lésions n'est pas reconnu d'une façon précise et sûre, l'on peut voir survenir des lésions infectieuses des fragments osseux et de tous les tissus voisins. Si la balle est venue se loger dans la région poplitée, il y aura lieu de craindre de l'infection des vaisseaux articulaires inférieurs, des artères et de veines jumelles qui pourront être la cause d'hémorragies secondaires. Observation 6.

Obs. 6. — Le... Soldat, 25 ans. Blessé le 9 Septembre 1914 (La Fère-Champenoise). Date de l'intervention :

Technique des interventions. — 1° Le malade est amené d'un service voisin parce qu'il fait des hémorragies secondaires. Avec cela, il a une fracture du genou avec pyarthrose. Le drainage sous forme d'*arthrotomie* complète s'impose. Un drain est passé en travers, sous la rotule, puis l'on en passe deux antéro-postérieurs. Comme le siège des hémorragies est dans la région du mollet, le *drainage* de cette région est également assuré à l'aide de deux drains (25 Septembre 1914).

2° Ce ne sont pas tant les phénomènes de pyarthrose qui dominent dans le tableau clinique. Il existe cependant, une douleur très vive chaque fois que l'on fait le pansement, malgré le

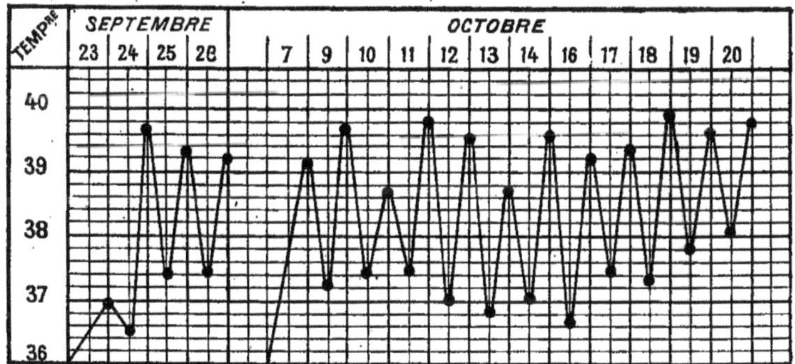

grand courage et la grande énergie du blessé. Mais ce qui domine, ce sont les *hémorragies secondaires nouvelles*. En effet, le médecin auxiliaire de garde est appelé deux fois dans une même semaine à appliquer, temporairement, le garot, à faire du sérum, à refaire le pansement en bourrant à fond chaque plaie. C'est ainsi que nous sommes appelé, une nouvelle fois, à drainer plus largement la région des jumeaux, estimant que ces hémorragies secondaires, d'origine infectieuse, pourront peut-être s'arrêter par un très large drainage et de forts pansements compressifs consécutifs. Nouveau drainage le 1er Octobre 1914.

Troisième intervention. — Malgré tout, l'état général du blessé ne se remonte pas du tout. La question de l'amputation se pose car à quoi servirait de faire une ligature vasculaire au-dessous

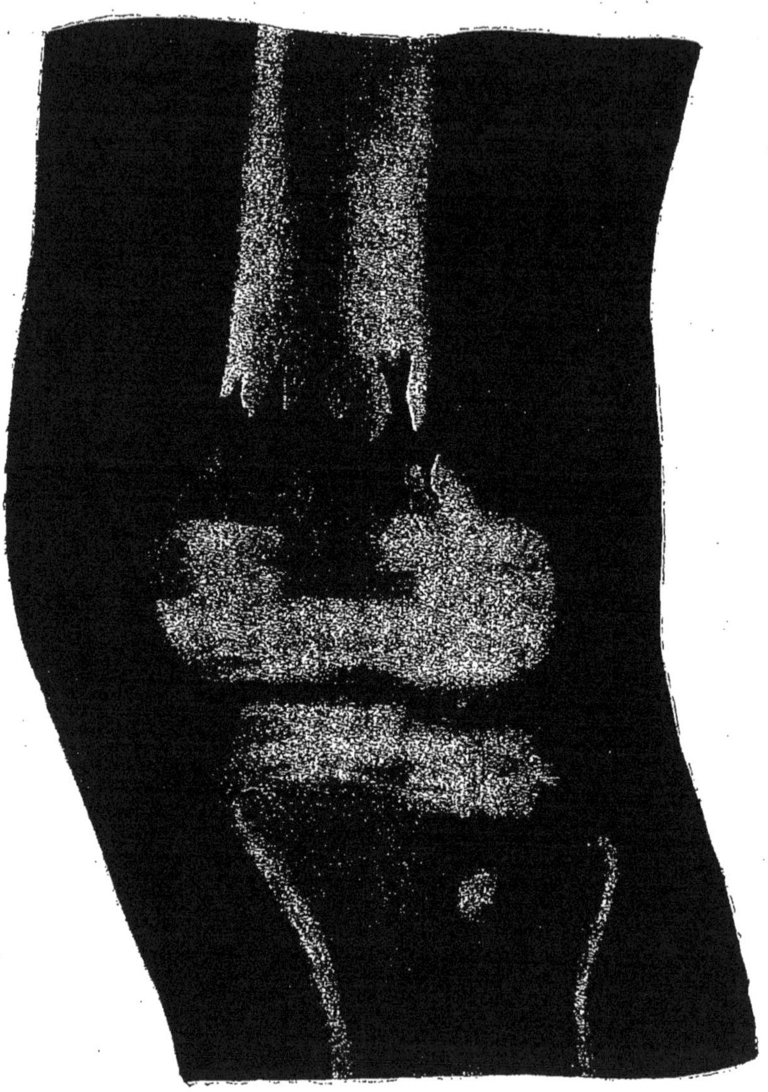

Fracture juxta-épiphysaire fémorale, schrapnell inclus dans la région poplitée (vue face postérieure).

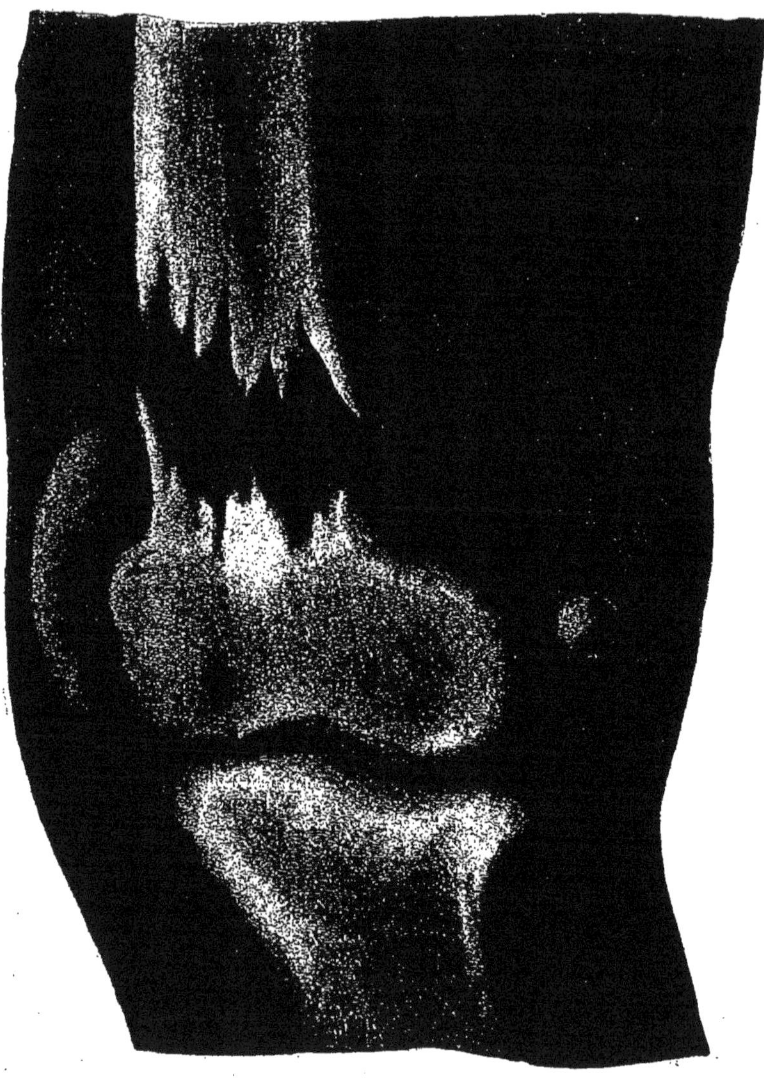

Fracture justa-épiphysaire fémorale, schrapnell inclus dans la région poplitée (vue de profil).

d'un foyer de fracture avec pyarthrose. Huit jours sont consacrés à remonter l'état général du blessé (sérum matin et soir) huile camphrée, pansements bien complets avec grands lavages au bock. Enfin, comme dernier renseignement, le malade est *radiographié* à notre clinique où on le transporte avec les plus grandes précautions. La plaque montre l'existence d'une grande tache de pus avec un schrapnell dans la région du mollet. L'amputation de la cuisse est pratiquée le 20 Octobre 1914 malgré le très grave état général. Elle se passe dans de bonnes conditions.

Anatomie pathologique. — Fracture par éclatement du fémur au niveau du bord supérieur des condyles. Le creux poplité est absolument infecté d'un pus épais et très fétide et au fond de cette région il existe des débris de capote qu'avait enlevé à l'emporte-pièce le schrapnell que nous retrouvons. Le schrapnell avait été la cause de la fracture avec éclatement. Les débris de capote furent la cause de l'infection de la région poplitée très riche en veines telles les veines jumelles.

* * *

Toutes ces raisons font qu'il s'agit là de **lésions consécutives et possibles au cours de fractures primitivement extra-articulaires.** Celles-ci peuvent donc évoluer simplement pour ainsi dire *aseptiquement* et en dehors de l'articulation comme dans les observations 1, 2 et 3. Elles peuvent aussi présenter, au cours de leur évolution, *des complications articulaires infectieuses* qui, soit ignorées, soit négligées, peuvent mettre très en danger la conservation du membre inférieur.

III°. — LES LÉSIONS INTRA-ARTICULAIRES

Mais le chapitre vraiment considérable des fractures du genou est celui qui comprend toutes les fractures des os ou des segments d'os dont la **situation est intra-articulaire**. Cela va sans dire que les lésions du genou comprennent, surtout et avant tout, les lésions de la *synoviale*. Si la fracture juxta-articulaire du fémur peut être assez souvent bénigne et se consolider comme une fracture diaphysaire vraie, en revanche, il serait illusoire d'insister sur un fait connu depuis très longtemps à savoir : l'épouvantable gravité de toutes les lésions quelles qu'elles soient qui touchent la synoviale.

*
* *

α) C'est pourquoi, parmi ces lésions atteignant la synoviale, nous décrirons d'abord celles atteignant **cette synoviale seule.**

Le projectile, le plus souvent une balle stérilisée, *traverse de part en part la synoviale sans l'infecter.*

Nous avons vu, en effet, pendant le premier mois, une quantité de blessés du genou avec deux petites plaies d'entrée et de sortie créées par une balle stérilisée dont les suites traumatiques ont été très favorables et très rapides. Ce sont des blessés qui ont vite quitté les hôpitaux ;

ils avaient commencé une quinzaine de jours après leur accident à marcher et, à la fin du mois, ils ont regagné leur dépôt *retournant sur le front très rapidement après.* Ces lésions, causées par le projectile aseptique, protégées immédiatement par le pansement individuel, comprimées enfin énergiquement par ce dernier dans un but hémostatique, n'ont entraîné ni hémarthrose, ni raideur consécutive. Rapidement, par le mouvement, l'articulation a récupéré sa mobilité naturelle.

* * *

La balle entre et sort et détermine une hémarthrose qui distend les ligaments. Ceux-ci ne sont pas élastiques et vont rester trop longs : il en résulte un **genou ballant de polichinelle avec entorse subintrante,** toujours possible.

Dans ce cas, il se produit les symptômes de toute hémarthrose. Nous ne les décrirons pas mais le chapitre capital de celles-ci est celui de ses complications dans le cas où, par suite de la durée longue d'un transport par exemple, il est impossible de pratiquer, presque immédiatement, une ponction du genou. Graves sont encore les complications dans le cas où, malgré la ponction immédiate, le malade n'a pas l'ordre de se lever quarante-huit heures après. Comme l'ont montré Rochard et de Champtassin, il faut que la marche soit reprise très rapidement. Sans cela, en même temps que les ligaments latéraux non élastiques restent trop longs et créent un genou ballant, l'atrophie du quadriceps fémoral sera totale et, par suite, la marche sur un plan incliné impossible. En un mot, l'hémarthrose négligée pourra, comme dans l'observation n° 7 laisser à sa suite un genou ballant qui pourra être longtemps une cause d'entorse à répétition. Dans ce cas, le repos au lit, la compression méthodique, le massage, la mécanothérapie seront des moyens indispensables. Et même plus tard, un séjour dans une station thermale sera parfois nécessaire.

Obs. 7. — Fa..., adjudant, 30 ans, reçoit le 24 Septembre 1914, à Saint-Hilaire-le-Grand, un schrapnell qui pénètre au-devant de la face antérieure de l'extrémité inférieure du fémur et qui s'arrête au point mort, au niveau du cul-de-sac supérieur de la synoviale. Transporté à Royat, le schrapnell est extrait et le malade, 15 jours après, quitte cette ville. Il rentre à Beaulieu. A son arrivée, son genou est devenu énorme. Le malade, de lui-même, se met au repos et se borne à ce simple traitement d'abstention sans voir aucun médecin. C'est alors que, constatant que 15 jours après quoique le genou ait notablement diminué, il éprouve de la douleur et de la difficulté à la marche, il revient à son dépôt de Brive où son hospitalisation est jugée utile.

Il rentre à notre clinique. Nous lui ordonnons le repos absolu au lit et une forte compression du genou. En effet, nous constatons un *relâchement des ligaments avec phénomène de dislocation articulaire.* La compression et le maintien de la fixité de l'articulation du genou sont de plus en plus surveillés. Nous conseillons alors une tentative de la marche dans ces conditions. Le genou maintenu, cette marche devient de plus en plus possible et

Obs. VII PLANCHE RADIOGRAPHIQUE

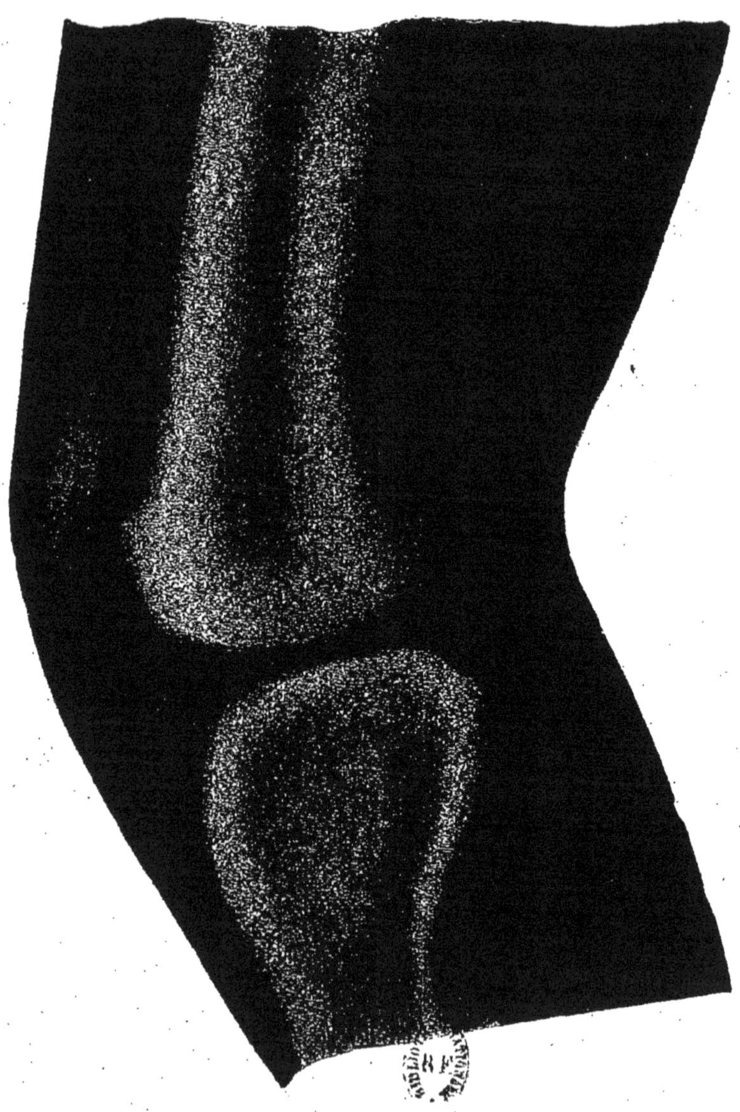

Genou angulaire.

l'usage d'une seule canne devient rapidement utile ou inutile à loisir. Cette sorte de genouillère compressive a été très favorable.

*
* *

La balle entre et sort, l'hémarthrose se dissipe, mais laisse **une ankylose soit en rectitude, soit avec une position vicieuse** (genou angulaire).

Il est des cas où nous n'avons vu que tardivement les lésions consécutives à la traversée du projectile à travers la synoviale. A ce moment, l'hémarthrose est déjà très ancienne, sa masse sanguine s'est rétractée, ses caillots se sont organisés, créant des adhérences diversement ramifiées mais, en tous cas, laissant toujours à leur suite de la raideur dans le fonctionnement de l'articulation. C'est là un stade évolutif de l'histoire spontanée de l'hémarthrose. A côté de ce premier trouble de fonctionnement: *la raideur*, il faut encore y ajouter une deuxième altération du genou consécutive à l'hémarthrose abandonnée à elle-même. Par la distension immédiate de l'articulation, le plus souvent le genou se fléchit sous un angle plus ou moins obtus et il en résulte une ankylose du genou qui sera beaucoup plus souvent du *type angulaire* que suivant la disposition en rectitude. A cette phase, il s'agira d'une vraie infirmité car, secondairement, apparaîtront de multiples déformations secondaires comme le pied bot, du varus, et même souvent de la scoliose. Il faudra alors avoir recours à un traitement orthopédique circonstancié : soit la compression ouatée dans la grande gouttière métallique, soit l'extension continue par la méthode américaine, parfois même l'immobilisation totale du membre à l'aide d'un grand appareil plâtré à « type coxalgique ». Ce sont tous là des moyens de douceur; mais il faudra parfois encore avoir recours à une réduction plus brutale sous chloroforme. L'observation n° 8 a été un type d'ancienne hémarthrose compliquée d'ankylose angulaire. Nous avons employé, au cours de celle-ci, les différents procédés de douceur qui, d'ailleurs, ainsi qu'on va le voir, ont donné un résultat finalement satisfaisant.

Obs. 8. — R... Martial, lieutenant.

Le blessé arrive à notre Clinique fin Septembre venant de Nîmes. Il est resté 15 jours dans la maison de santé protestante de cette ville. Il y fut traité pour une lésion du genou consécutive à la traversée d'une balle. A son départ de Nîmes, le chirurgien lui signale la nécessité absolue de soins tout particuliers de son articulation. En effet, à son arrivée à Brive, le blessé ne peut allonger la jambe. Il existe *un certain degré d'ankylose partielle en flexion.*

D'autre part, la marche est impossible et le blessé éprouve une très vive douleur articulaire dès qu'il met le pied à terre. Le malade souffre même au moindre mouvement qu'il fait dans le lit et son visage est miné et altéré par l'insomnie.

A l'inspection, nous remarquons qu'au repos le genou fait un angle obtus. Dès que le blessé fait un pas, le pied repose sur la pointe en équinisme et en varus. Enfin une scoliose de com-

PLANCHE PHOTOGRAPHIQUE

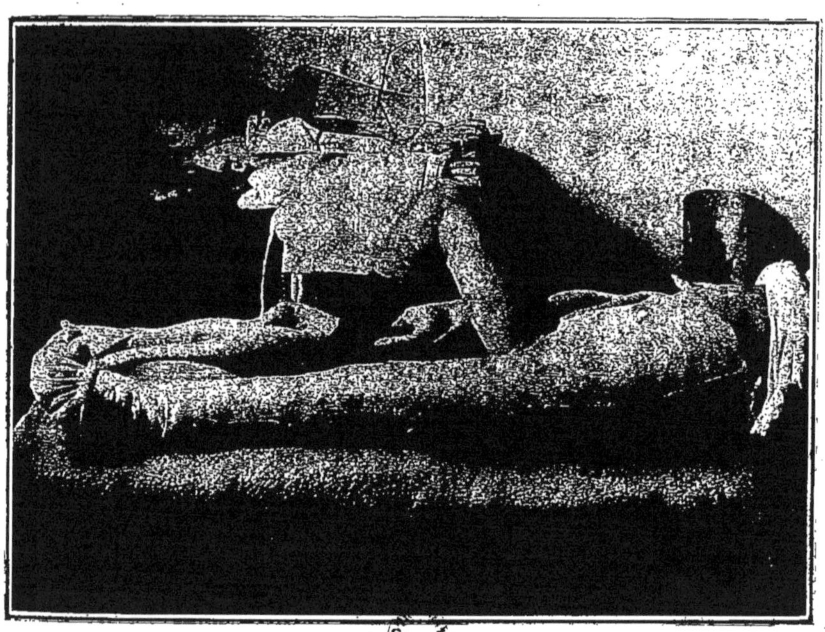

Réduction sous appareil plâtré du genou angulaire.

pensation se dessine. Le blessé, très énergique, ne pousse aucune plainte mais dans les muscles de son visage se sillonne comme un éclair, un tic douloureux de la face. Il s'agit donc *d'un vice de position secondaire consécutif à une arthrite traumatique*. Dans son traitement, deux points nous occupent : *récupérer, d'abord, la rectitude, ensuite la souplesse.*

Nous soumettons, d'abord, le malade au repos dans une grande gouttière métallique bien ouatée en y faisant une compression progressive du genou. Pendant trois semaines, le malade se fait conduire à la consultation externe pour que nous renouvelions et augmentions sa compression. Les résultats de ce traitement ne sont pas satisfaisants. La question de réduction forcée sous chloroforme se pose. Cependant, nous préférons, avant d'y arriver, tenter l'extension continue par l'appareil américain. Le malade rentre alors à notre clinique et après 15 jours de ce traitement, les adhérences articulaires commencent à céder progressivement. Aussi, nous enlevons, après 15 jours de ce nouveau traitement, l'appareil à extension. Le genou est toujours de dimension normale sans aucun point douloureux osseux. Le malade est désireux de faire quelques pas; nous l'autorisons à marcher sous notre vue. Hélas, au premier mouvement que le blessé fait pour descendre de son lit, il éprouve une douleur vive presque syncopale, comme celle que donne l'entorse après un faux mouvement. Nous ordonnons alors aussitôt au malade de se recoucher et nous l'informons qu'il va être nécessaire de produire définitivement une ankylose plus complète de son genou.

Nous pratiquons donc un grand appareil plâtré à type « coxalgique » où le genou est bien modelé et immobilisé en rectitude. Cet appareil est laissé de nouveau trois semaines. Nous l'enlevons ensuite et nous constatons qu'au repos au lit, et surtout qu'au repos nocturne, il n'existe aucune espèce de douleur.

4

Aussi huit jours après le malade se lève-t-il et progressivement marche dans sa maison, dans son jardin, enfin dans la rue. Les pas qu'il fait sont d'abord tout petits, maintenu qu'il est par deux cannes. Les pas s'allongent progressivement, deviennent plus rapides à mesure que le genou s'assouplit et que le quadriceps, de par le massage et l'exercice de la marche, se développe. Puis, une seule canne suffit et le blessé quitte Brive, allant en convalescence. Il pourra, pendant ce temps, surveiller le travail dans ses terres car il est propriétaire aux environs de Brive.

* * *

La balle entre et sort, l'hémarthrose s'infecte soit que la balle soit souillée, soit qu'il s'agisse d'un schrapnell avec débris vêtimenteux, soit qu'il s'agisse d'un éclat d'obus. **L'hémarthrose est devenue une pyarthrose.**

Dans tous les cas précédents, la balle stérilisée par sa haute température entraîne des lésions en quelque sorte simplement d'ordre mécanique. Mais qu'il s'agisse d'un schrapnell dont la stérilisation est très rare, qui souvent s'accompagne d'un débris de vêtement, ou d'un éclat d'obus tétanigène, l'hémarthrose va devenir très rapidement une pyarthrose. Localement le genou est gros, chaud, dur, douloureux, luisant. Pendant que la température marque de grandes oscillations, le malade a des sueurs abondantes, des frissons, de l'inappétence, de l'insomnie. Le grave état général domine la scène et le malade présente rapidement un facies très inquiétant si l'on n'y oppose pas, d'urgence, une large arthrotomie.

L'observation n° 8 fut un cas de ce type. Les cas de ce genre ont été multiples dans le service de chirurgie et quand il s'est agi de cas de pyarthrose essentielle comme ceux-ci, l'intervention conservatrice a toujours parfaitement réussi.

La *Résection du genou* ne sera jamais pratiquée, car l'on ne laissera pas le temps à la pyarthrose essentielle de se compliquer de chondrite ou d'ostéite secondaires des os du genou.

Obs. 9. — C... Jean, 132e régiment d'infanterie. 24 ans. Blessé à Montfaucon (Meuse), le 1er Septembre 1914.

Le malade arrive le 4 Septembre 1914. Il se plaint à ce moment du genou ; il a de l'insomnie. Il passe, d'abord dans un service de médecine en observation ; puis, il est dirigé dans le service de chirurgie onze jours après. Le 17, c'est-à-dire deux jours après que nous l'avons, étant donné le gros volume de son genou, la douleur spontanée et provoquée (39° de température), nous pratiquons une arthrotomie au niveau du genou gauche. En effet, le malade a été blessé à ce niveau par un éclat d'obus ; mais comme le blessé, au moment de l'accident, était couché, ce même éclat d'obus, après avoir blessé le genou gauche, est venu se dirigeant de bas en haut blesser l'avant-bras droit qui tenait le fusil. Nous avons retrouvé et extirpé ce même éclat d'obus au point mort dans la région radiale de son avant-bras.

Cette pyarthrose essentielle, sans aucune lésion osseuse de l'articulation, sous l'influence du drainage, s'améliore très vite. Le drainage se fait très largement et c'est au moment où nous constatons que l'intervention est très suffisante, que nous voyons la nécessité d'isoler subitement le malade, car un trismus très net, un rire sardonique très marqué, nous font porter le diagnostic de *tétanos* au début.

Nous sommes forcés, par suite du danger qu'il y aurait à continuer en même temps les soins à cet infecté contagieux et les interventions que nous faisons chaque jour à de multiples blessés, de sacrifier la lésion du genou nous-mêmes. L'un de nos collaborateurs éclairés, M. Peyrat, étudiant en médecine, à l'aide de piqûres bi-quotidiennes, soit de sulfate de magnésie, soit d'acide phénique, réussit, grâce à son dévouement sans borne, à guérir complètement ce malade de sa terrible maladie.

Avant de reprendre dans le service de chirurgie, C..., nous exagérons la durée de son isolement ; il y reste cinq semaines. Puis le groupement de tous les derniers malades chirurgicaux s'étant refait chez nous, nous recevons de nouveau notre ancien gros malade.

A ce moment, 3 Décembre, le malade marche à l'aide de béquilles. Il appuie bien le pied par terre et même la pyarthrose ancienne permet d'espérer un retour progressif des mouvements du genou car, dès maintenant, il fléchit, suivant un angle assez prononcé, l'articulation.

*
* *

La balle entre et sort formant un corps étranger articulaire.

Nous avons eu l'occasion de rencontrer trois de ces malades. Deux sont venus adressés par de nos confrères pour un radiodiagnostic. Le troisième celui de l'observation n° 10 nous est personnel. Chez tous ceux-ci, il n'existait qu'un orifice d'entrée accompagné d'un genou très volumineux. Le malade souffrait horriblement; mais avant la radiographie, il était impossible de dire s'il s'agissait d'une douleur due à la pyarthrose ou de celle due à la fracture d'un condyle ou d'un plateau tibial. Assurément, l'on savait bien que le projectile n'était pas sorti; mais l'on ne pouvait réussir à en localiser la place. C'est en vain que deux tentatives d'extirpation de celle-ci furent pratiquées dans un service voisin. Quand nous le vîmes, la pyarthrose était très marquée; mais surtout ce qui nous frappa fut la douleur horrible que provoquait toute mobilisation pendant le pansement. Nous eûmes l'impression que, toute autre lésion possible mise à part, il devait certainement y avoir la balle à l'intérieur même de l'articulation et que la douleur horrible que supportait le malade était due à la « souris articulaire ». Mais il fallait la radiographie de face et de profil; celles-ci montrèrent la balle située entre les condyles et sans aucunes lésions osseuses associées. Dès lors l'indication opératoire précise, indispensable et suffisante était : l'ablation de la balle; c'est ce que nous fîmes à l'aide d'une large arthrotomie. C'est là un cas très rare où la balle atteint précisément son point mort dans l'articulation même. Cette lésion est, en somme, très favorable; mais au cours de celle-ci la radiographie est indispensable pour montrer qu'il ne s'agit pas d'autres dégâts. L'existence de la balle est la seule lésion et la radiographie est le seul moyen de la repérer et le repère à coup sûr pour l'extraire.

Nous devons insister particulièrement sur ce type de lésions. Sans la radiographie l'on serait tenté parfois d'amputer de tels malades. C'est dans ces cas où le chirurgien draine, redraine, explore chirurgicalement souvent plusieurs fois sans précision et aussi sans résultat. Entre temps, le malade s'épuise par la résorption septique. La vie devient menacée; pour la sauver, la cuisse est finalement amputée. Au contraire, avec une bonne radiographie suivie d'une extraction précoce de la balle, non seulement la jambe sera conservée, mais celle-ci pourra finalement récupérer sa souplesse.

Obs. 10. — Bo..., Turco, 21 ans. Blessé 8 Septembre 1914 (Cézanne). Date de l'intervention : 16 Septembre 1914.

Technique des trois interventions. — 1° Le 16 Septembre *arthrotomie classique :* un drain transversal, deux drains antéro-postérieurs. *Le malade souffre horriblement* bien plus que dans la pyarthrose à très grand épanchement. Il semble bien avoir la douleur caractéristique des corps étrangers articulaires (de la souris articulaire). Les pansements sont horribles. Les 38°,8 et les 39°, malgré l'arthrotomie, sont fréquents.

2° **Radiographie.** — Le 28 Septembre 1914, malgré la douleur vive qu'entraîne le moindre mouvement, le malade est transporté à notre Clinique pour la Radiographie. Il existe, sur la plaque, une balle allemande très nette dont la pointe regarde l'interligne. L'ablation de la balle s'impose.

3° **Deuxième intervention.** — Recherche de la balle à l'aide de deux incisions latérales très longues. La radiographie n'ayant

Obs. X PLANCHE RADIOGRAPHIQUE N° 1

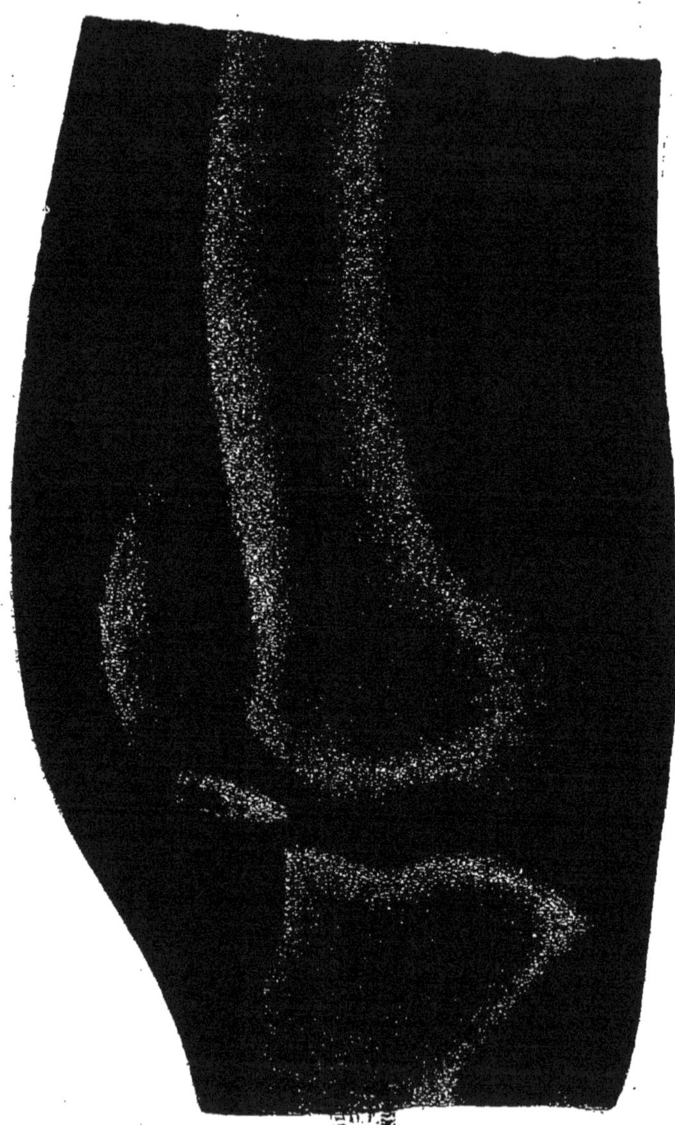

Balle intra-articulaire (vue de profil).

Obs. X PLANCHE RADIOGRAPHIQUE N° 2

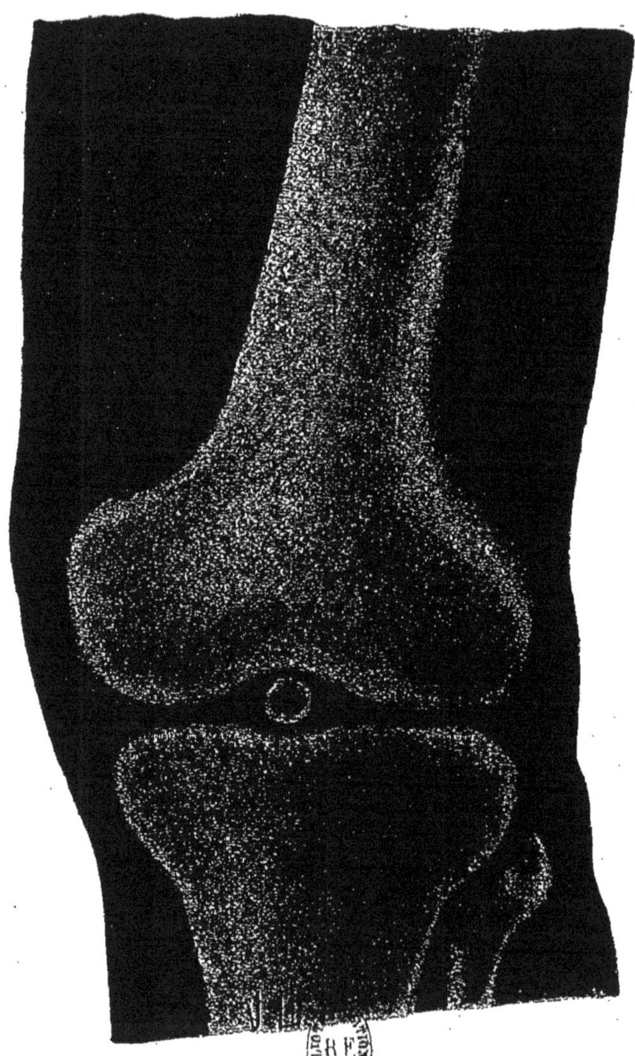

Balle intra-articulaire (face postérieure).

PLANCHE PHOTOGRAPHIQUE

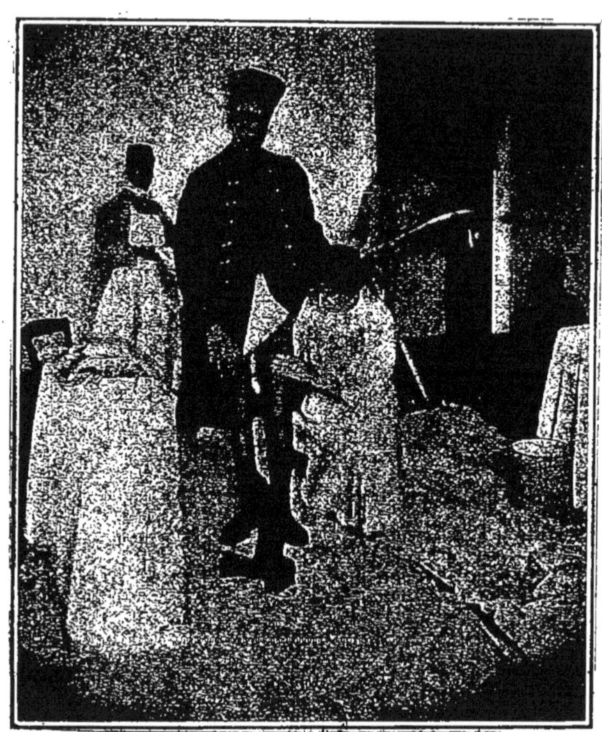

Balle articulaire extraite.

pas été faite de face et malgré nos recherches opiniâtres, l'extraction est impossible. Une nouvelle radiographie de face et de profil est pratiquée le 17 Octobre 1914.

4° **Troisième intervention.** — La douleur de la souris articulaire, les 38°,5 et 39° de température nécessitent absolument l'intervention radicale définitive. De nouveau l'arthrotomie est agrandie et, aidé par M. l'étudiant Malbay, la balle est extraite.

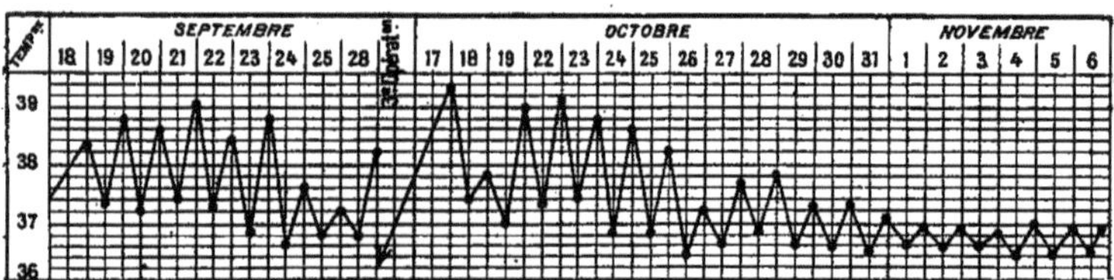

Suites opératoires définitives : La balle enlevée, la douleur horrible s'évanouit et, comme l'indique la feuille de température, sous l'influence des lavages à l'eau bouillie, à l'eau iodée, la fièvre tombe, le malade dort, mange et reprend un excellent état général.

État fonctionnel définitif : Dès maintenant la souplesse du membre se récupère progressivement.

*
* *

β) A côté des lésions uniques de la synoviale, les lésions intra-articulaires du genou comprennent encore **l'association de celles-ci et des différentes fractures de son squelette.**

Si la balle pénètre latéralement, c'est la fracture de la rotule : La fracture de la rotule seule (exceptionnelle mais merveilleuse).

La balle dans le genou, reconnue et localisée à l'aide de la Radiographie, n'est pas la seule lésion pour ainsi dire miraculeuse. Il est un autre cas où le projectile, quoique créant des dégâts osseux, n'entraîne, en vérité, que des lésions, comme nous le verrons, relativement très minimes. Si la fracture de la rotule se rencontre fréquemment dans la clientèle civile, chez le danseur, ou le vieillard qui fait un faux pas, l'on peut dire que dans la chirurgie militaire elle est, pour ainsi dire, exceptionnelle. Et cela se conçoit quand l'on sait qu'elle est appliquée au-devant des condyles fémoraux et des plateaux tibiaux. Que faut-il donc, pour qu'au cours de lésions du genou, la rotule seule soit fracturée ? Il faut, en principe, que le projectile ne pénètre ni d'avant en arrière, ni d'arrière en avant, mais il faut qu'il aborde le genou par une de ses faces latérales et cela sur une *hauteur de* 5 *à* 6 *centimètres*, répondant à la hauteur de la rotule et également à sa situation, c'est-à-dire à la *zone toute antérieure* des faces latérales du genou. Nous dirons donc qu'en chirurgie de guerre la fracture de la **rotule seule uni-osseuse est rare, exceptionnelle,** étant donné, qu'ordinairement, le combattant est atteint soit par devant soit en arrière. Cette fracture est miraculeuse vu les petites dimensions de la rotule et les angles d'incidence variés sous lesquels le projectile atteint le genou. *Obs.* 11.

Nous verrons, dans le chapitre suivant, qu'en général la fracture de la rotule est toujours associée à de gros dégâts osseux du fémur ou du tibia. Et c'est ce qui fait, qu'en présence d'une fracture de la rotule qui, au premier abord, paraît être unique, il faudra toujours réserver son diagnostic et son pronostic. L'on pourra l'affirmer quand l'on sera en possession d'une bonne radiographie faite rapidement avant que quelque infection n'ait transformé l'épanchement articulaire concommitant en une vaste arthrite suppurée. Sur la plaque, cette dernière se signale par une large tache de pus, masquant, dès lors, les fins traits de fracture des épiphyses voisines.

Obs. 11. — Me..... Delphin, 33 ans. Opéré. Blessé le 9 Septembre 1914 (La Fère-Champenoise). Date de l'intervention : 15 Septembre 1914 (avec le Docteur Coulon de Liège).

Le *diagnostic* de la fracture de la rotule est posé immédiatement et 2 jours après l'arrivée nous opposons le traitement chirurgical indiqué.

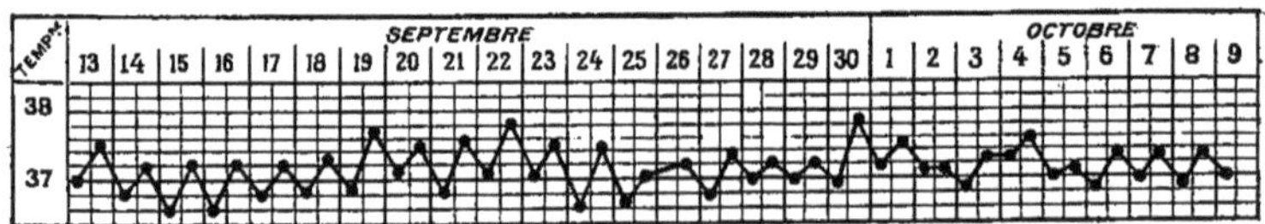

Interventions. — 1° *Technique :* Cerclage de la rotule après volet arrondi, convexe en bas. Drainage en travers et des deux côtés latéralement, comme pour une arthrotomie ; grande gouttière métallique (15 Septembre).

Suites opératoires. — Ablations des fils (18 Octobre) suintement qui, antérieurement, était très abondant, diminue nettement ensuite.

28 *Octobre.* — La plaie se cicatrise normalement. La *Radiographie* a été faite le 16 Octobre ; il n'y a qu'une fracture uniosseuse de la rotule.

21 *Octobre* 1914. — On a appliqué un grand appareil plâtré type « coxalgique ». Ablation de l'appareil le 21 Novembre 1914. Le 5 Décembre, tout le membre inférieur qui avait été longtemps volumineux diminue considérablement, grâce au drainage par deux petits orifices longtemps fistulaires, siégeant de chaque côté de la rotule.

*
* *

Mais il est exceptionnel que la balle entre latéralement ; elle pénètre, au contraire, très fréquemment *d'avant en arrière* ou *d'arrière en avant* et, suivant que le trajet *est ascendant*, l'on rencontrera **une fracture multi-osseuse de la rotule et du fémur** ou, s'il est *descendant*, le projectile fracturera **la rotule et le tibia**.

Il est presque toujours impossible, par la seule clinique, d'affirmer, au cours des lésions traumatiques du genou par projectile de guerre, d'une façon précise et exacte, de quelles lésions osseuses il s'agit exactement. A notre sens, ce diagnostic sera presque toujours fait uniquement à l'aide d'une plaque radiographique, car il est impossible, comme nous l'avons déjà dit, de dissocier, en présence d'un tel syndrome douloureux du genou, ce qui correspond à l'existence d'un projectile dans le genou, à une simple

PLANCHE ANATOMIQUE

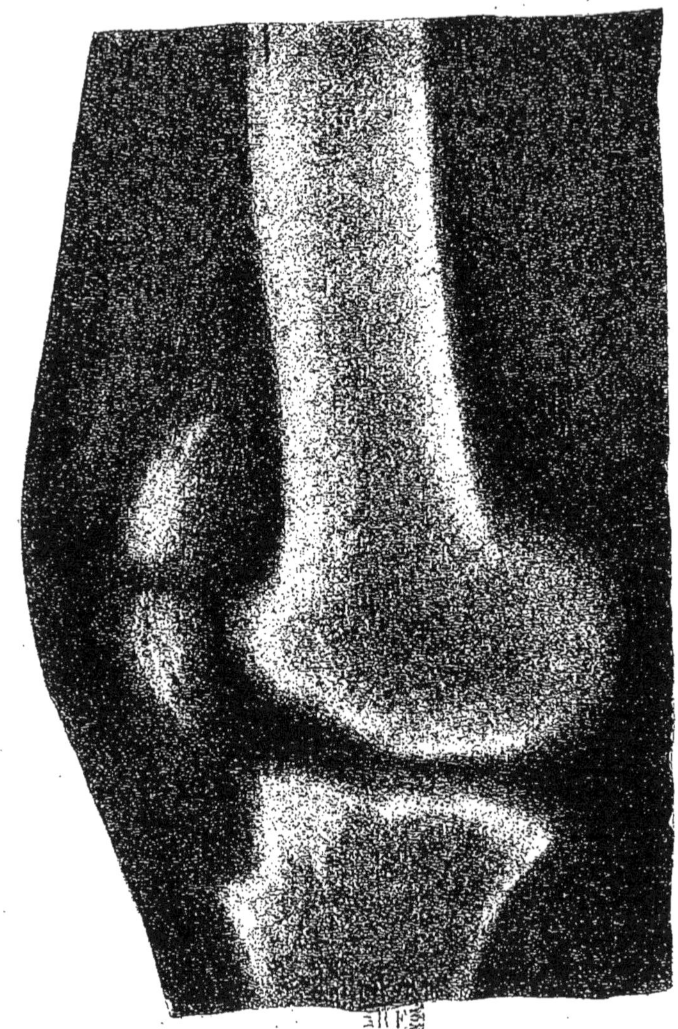

Fracture simple de la rotule (très rare).

Obs. XI PLANCHE RADIOGRAPHIQUE

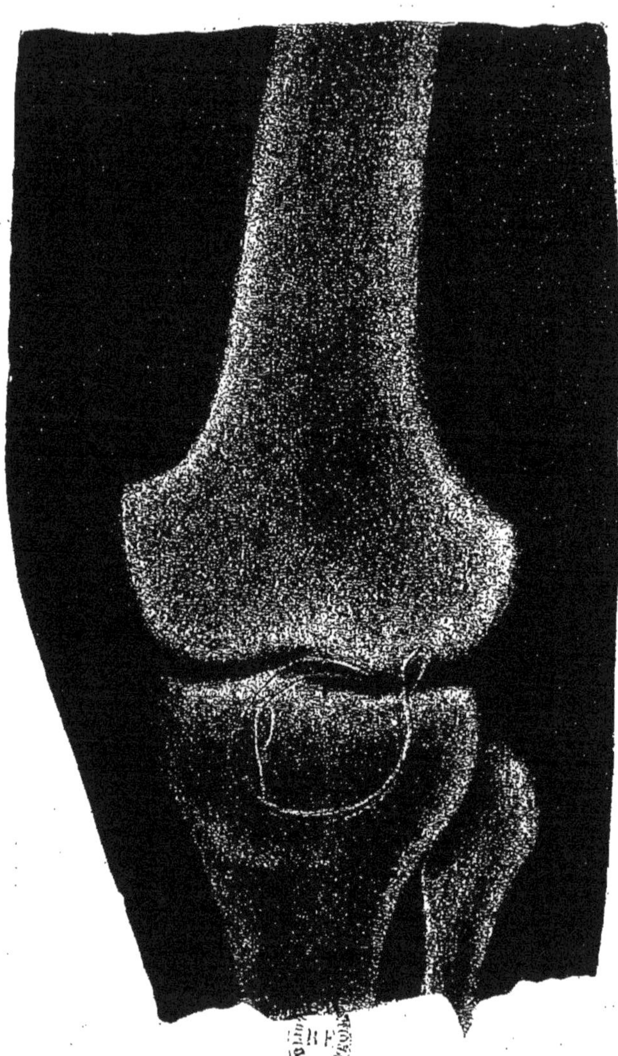

Cerclage (face postérieure).

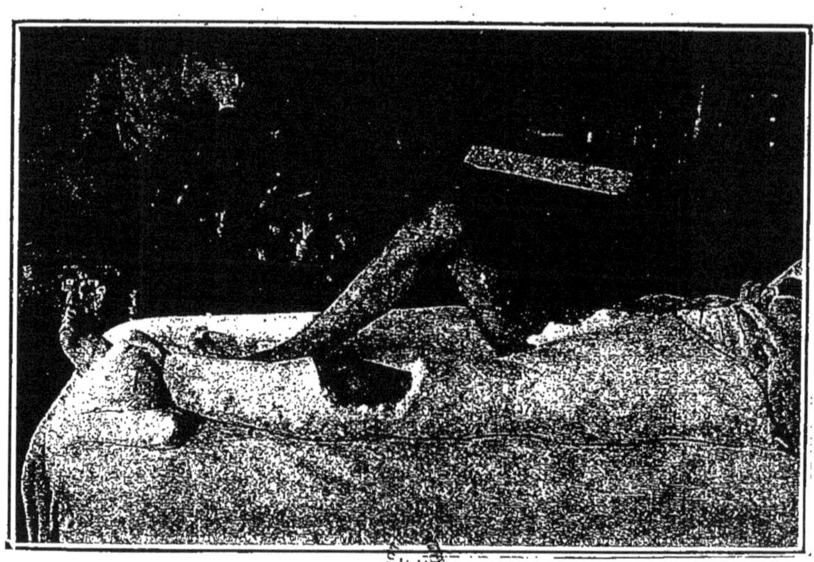

Immobilisation de la rotule cerclée.

Obs. XI PLANCHE PHOTOGRAPHIQUE

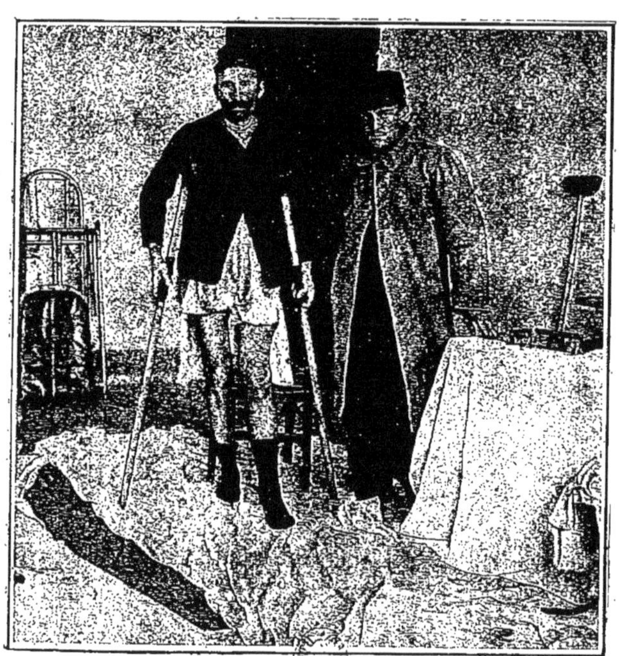

Rotule cerclée.

fracture de la rotule, à une fracture soit sus-condylienne, soit uni-condylienne du fémur ou à leurs associations complexes surtout quand il y a, en même temps, un épanchement articulaire très abondant avec des caillots. Cependant, ce diagnostic a le plus grand intérêt à être posé de suite. Sans cela, il y aura souvent des dégâts considérables osseux qui, abandonnés à eux-mêmes, ne seront que de larges surfaces osseuses ouvertes avec leurs cavités médullaires, au voisinage de tissus infectés. Ce sont ces types de fractures multi-osseuses du genou qui ont formé les lésions de nos plus graves et dangereux blessés. Sur un millier de blessés que nous avons eu à opérer, nous avons pratiqué quelques très rares amputations et, sauf pour une fracture compliquée de la jambe ayant entraîné d'effroyables pertes de substance osseuse, toutes nos amputations de cuisse ont été faites pour des fractures multi-osseuses du genou ou des cas de gangrène très graves. La clinique seule n'avait pas permis de les préciser et, malheureusement, encore pour des raisons indépendantes de nous, la Radiographie ne put être faite que trois semaines environ après l'arrivée des blessés.

C'est pour cela que la ligne de conduite à suivre en présence de toute fracture reconnue du genou est de la *Radiographier dans le plus bref délai*. Une fois fixé sur les lésions, il faut certainement être *conservateur en principe* et s'attacher, avec espoir et une certaine persévérance, à cette méthode. Mais quand la Radiographie a mis en évidence *une fracture multi-osseuse du genou*, avec des traits de fracture étendus, il faudra, si l'on remarque que le large drainage de l'arthrotomie laisse malgré tout le genou volumineux, ou permet un suintement séro-purulent qui ne semble pas se tarir ; de même si l'état général du malade paraît baisser, si la température fait de grandes oscillations, si le malade manque d'appétit, s'il présente, pendant la nuit, des sueurs et de l'insomnie, il faudra savoir, à temps, *profiter de l'utilité vitale de l'amputation de cuisse faite en temps opportun*, car il ne s'agit pas d'amputer, mais il faut surtout amputer à temps.

La *Résection du genou*, dans des cas semblables serait d'ailleurs totalement inutile. Celle-ci ne peut avoir d'autre résultat que d'offrir à l'inoculation, au sein de cette pyarthrose, de nouvelles tranches osseuses et de nouvelles cavités médullaires chez un malade déjà très infecté. Elle ne fera que créer à l'aide de l'ostéotomie, d'autres fractures ouvertes et infectées aussi dangereuses pour le blessé que celles que le projectile a déterminé antérieurement. Ces ostéotomies ne seront donc nullement salutaires, qui plus est, leur choc opératoire, joint au choc anesthésique donneront un coup de fouet à l'état général grave. Elles amoindriront encore le peu de résistance vitale du sujet. Et si par hasard le chirurgien s'y est résolu, reconnaissant très vite l'insuffisance de cette méthode, il voudra quelques jours après faire *une amputation de cuisse tardive.* Or si cette intervention débarrasse sur le champ le blessé du « boulet qui le perd » : *son genou*, elle restera cependant tout à fait sans résultat favorable. Déjà, en effet, l'infection générale se sera produite, le foie et le rein seront en insuffisance et, malgré les soins post-opératoires les plus assidus, l'on verra, comme dans les observations n° 12 et n° 13, la mort survenir trois semaines ou un mois après l'intervention.

Dans les cas de ce genre, il est certain que si l'amputation était faite sitôt la Radiographie prise, la vie du malade serait certainement conservée et c'est pourquoi, dans les très graves traumatismes de ce genre, il est permis de se demander si l'*amputation systématique* n'est pas le procédé opératoire *qu'il faut souvent employer.*

Il s'agit toujours, ici, de projectiles qui traversent le genou soit d'avant en arrière, soit d'arrière en avant et l'on comprend que les fractures de ce genre soient très nombreuses. Le combattant est ordinairement blessé soit quand il monte à l'assaut, soit quand il bat en retraite. Mais étant donné que la balle pénètre toujours suivant une trajectoire ascendante ou descendante, il en résulte que l'on rencontrera, en arrière par exemple d'une rotule « éclatée en mosaïque » de longs traits de fracture. Ceux-ci sont soit ramifiés, soit déchiquetés en dents de scie, ouvrant, suivant de multiples trajets, la moelle osseuse des régions épiphysaires, juxta-épiphysaires et, souvent, même diaphysaires. Si le projectile a une marche descendante, la fracture multi-osseuse du genou *atteint la rotule, puis le tibia, Obs.* 12; si elle pénètre de bas en haut, nous trouvons, naturellement, l'association de lésions osseuses *de la rotule et du fémur, Obs.* 13. De cette variété de fractures multi-osseuses du genou, si graves et si fréquentes en chirurgie militaire, nous avons eu l'occasion d'observer les deux histoires pathologiques suivantes, l'une et l'autre répondant exactement aux deux lésions multi-osseuses possibles du genou.

Obs. 12. — Ha...Soldat 26 ans. Blessé le 9 Septembre 1914 (La Fère-Champenoise). Date de l'intervention : 16 Septembre 1914.

Technique des Interventions. — 1° *Suture de la rotule* 16 Septembre 1914. Lambeau arrondi, convexe en bas, fracture en mosaïque. On dirait de la grenaille d'os, sauf trois fragments

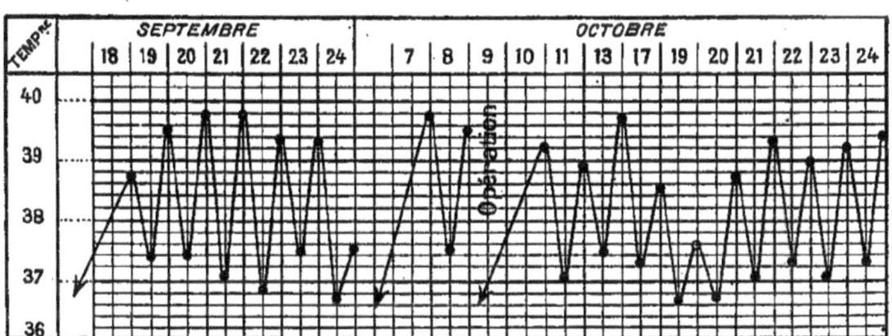

plus gros que nous cerclons. Le volet est rabattu et seulement fixé aux angles avec un drain en travers et deux drains antéro-postérieurs. Une grosse mèche de gaze iodoformée est interposée entre la rotule et le lambeau pour le drainage. Le malade fait de la température, 39°,5 par exemple.

2° **Rotulectomie.** — Étant donné la pyarthrose due aux fragments rotuliens qui sont devenus de vrais séquestres à ce moment, nous pensons que la pyarthrose entraînera un degré marqué d'ostéite, ce qui fait espérer, malgré l'absence de rotule, une ankylose du genou possible.

OBS. XII PLANCHE RADIOGRAPHIQUE

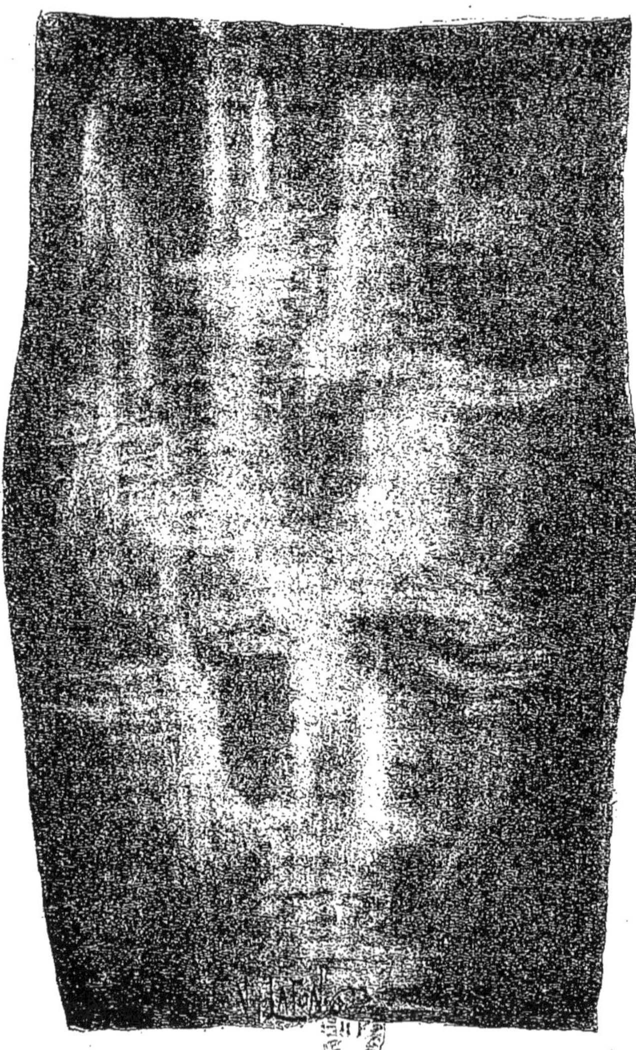

Vaste tache de pus (Radiographie tardive).

PLANCHE ANATOMIQUE

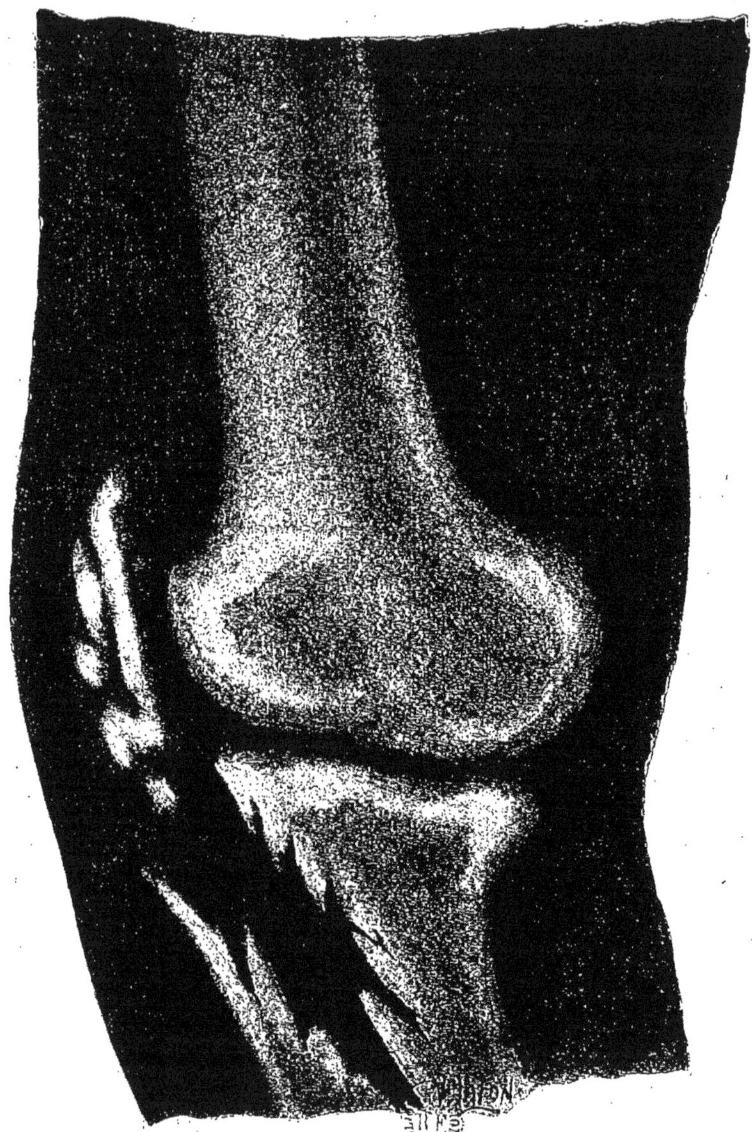

Fracture multi-osseuse de la rotule et du tibia fréquente et très grave.

3° La pyarthrose continue peut-être plus abondante que jamais ; l'ankylose ne se fait pas.

4° La *Radiographie* est faite à notre Clinique malgré le grave état du blessé. Il n'y a, sur la plaque, qu'une très vaste tache de pus. Elle ne précise rien et la clinique impose, en dernier ressort, l'amputation d'une façon urgente.

Anatomie pathologique. — La cuisse amputée, l'on comprend enfin pourquoi, malgré l'arthrotomie, malgré l'ablation de tous les séquestres rotuliens, la pyarthrose était intarrissable et l'état général toujours aussi grave. C'est que la pièce anatomique démontra l'existence d'une fracture pénétrante avec éclatement des fragments au niveau de la face antérieure des plateaux tibiaux. Il existe des lésions d'ostéite et d'ostéomyélite de l'extrémité articulaire du tibia.

* * *

Obs. 13. — Ra..... Joseph, 31 ans. Blessé le 9 Septembre (La Fère-Champenoise). Date de l'intervention : 15 Septembre 1914 avec le docteur Coulon, de Liège.

Technique des trois Interventions. — 1° 15 Septembre 1914, arthrotomie, pyarthrose, cerclage de la rotule. Le 8 Octobre 1914, température 39°,7.

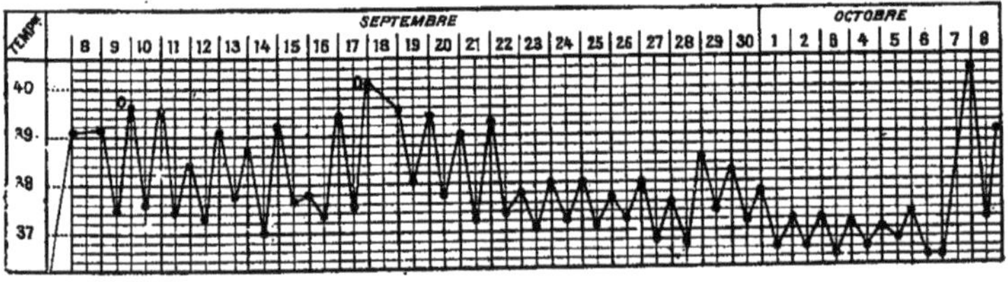

2° Arthrotomie plus vaste à l'aide de 6 drains. 12 Octobre, 40°,2 de température.

3° *Après radiographie* qui ne montre qu'une vaste nappe de pus, l'amputation de la cuisse est décidée. On l'avait offerte au malade déjà depuis plus de 8 jours, mais il s'y est opposé toujours, 18 Octobre 1914.

Anatomie pathologique. — Infiltration diffuse de tout le membre inférieur. Pyarthrose s'étendant dans le creux poplité et la moitié supérieure de la cuisse. Odeur épouvantable de pus osseux. Il existe une fracture de la rotule en deux fragments et une fracture qui continue oblique, en haut et en arrière, à travers les deux condyles et la diaphyse fémorale. Lésions d'ostéite et d'ostéomyélite sur toutes les surfaces osseuses ouvertes.

Suites opératoires. — Cet homme, amputé le 18 Octobre s'est, d'abord, progressivement remis. Aux tissus œdématiés, infiltrés, lardassés, ont fait suite des chairs plus vivaces, puis plus souples et plus saignantes. Pendant trois jours, après l'intervention, 1.000 grammes de sérum par jour. Huile camphrée toutes les deux heures.

Le 10 Novembre, au moment où le malade commençait à s'alimenter normalement, ses fonctions hépato-intestinales fléchissent ; le malade s'éteint progressivement et il meurt le 13 Novembre à 23 heures. Il aurait fallu, sitôt remis du choc traumatique, du choc du voyage, qu'il soit radiographié avant l'existence de la nappe de pus qui masqua, plus tard, ces lésions osseuses et que, sitôt l'existence de la fracture multi-osseuse du genou reconnue, il soit amputé sans retard.

PLANCHE RADIOGRAPHIQUE

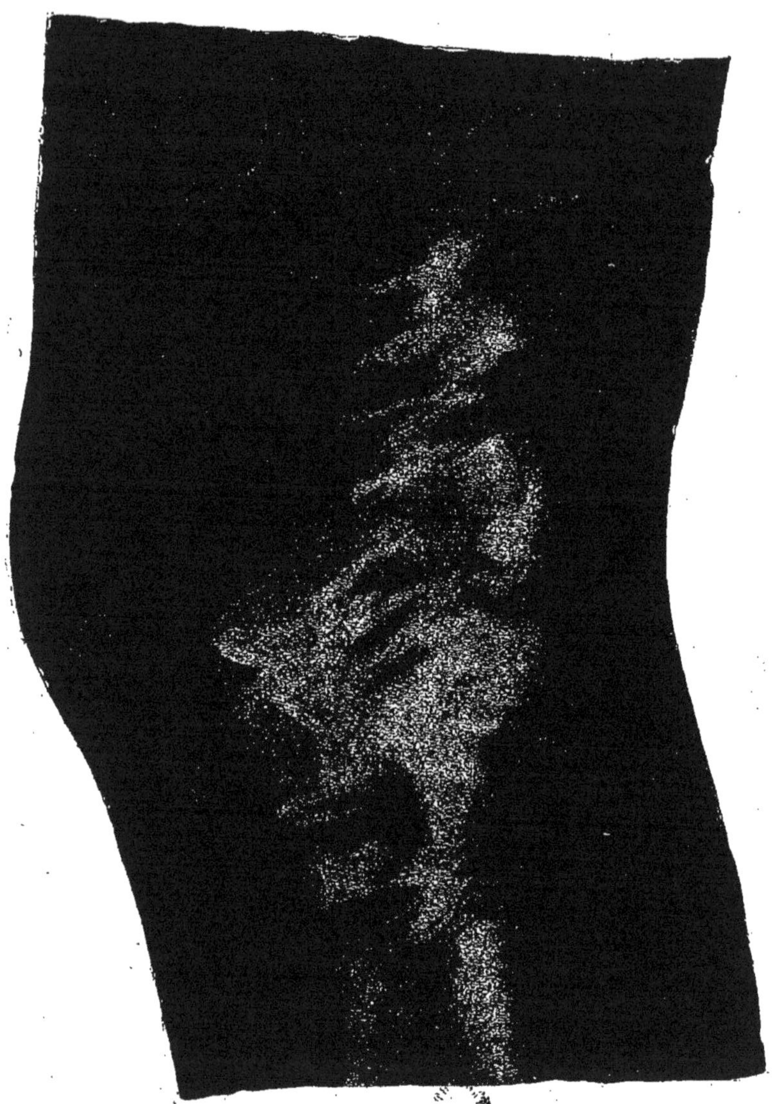

Vaste tache de pus (radiographie tardive).

Obs. XIII PLANCHE ANATOMIQUE

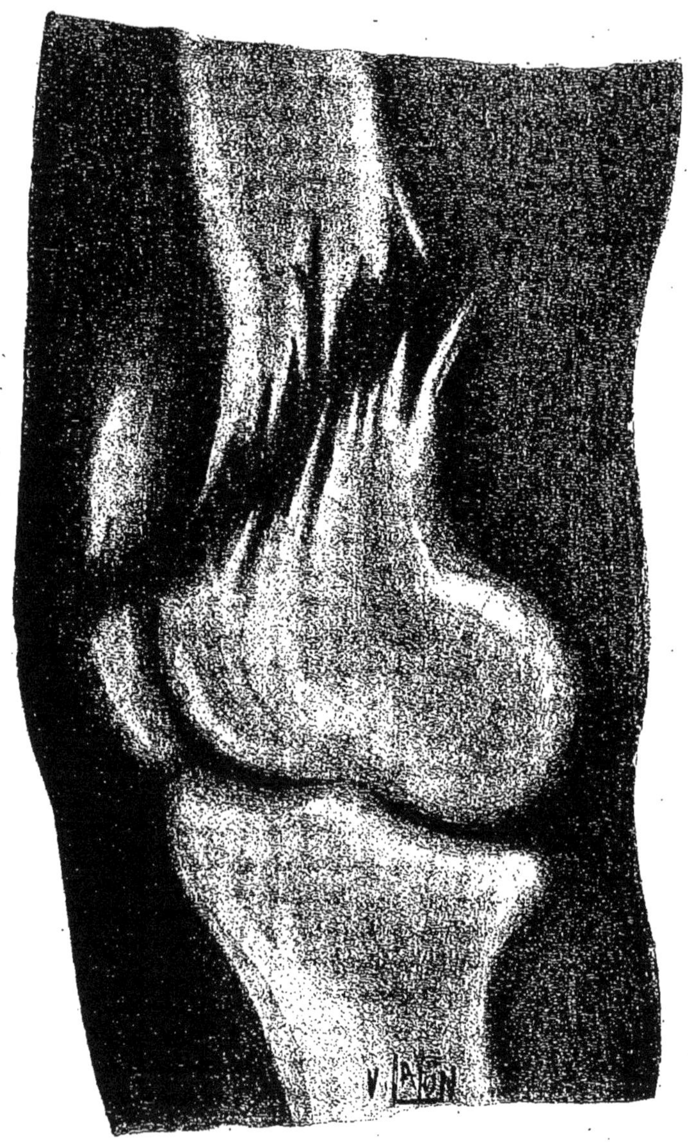

Fracture multi-osseuse de la rotule et du fémur fréquente est très grave.

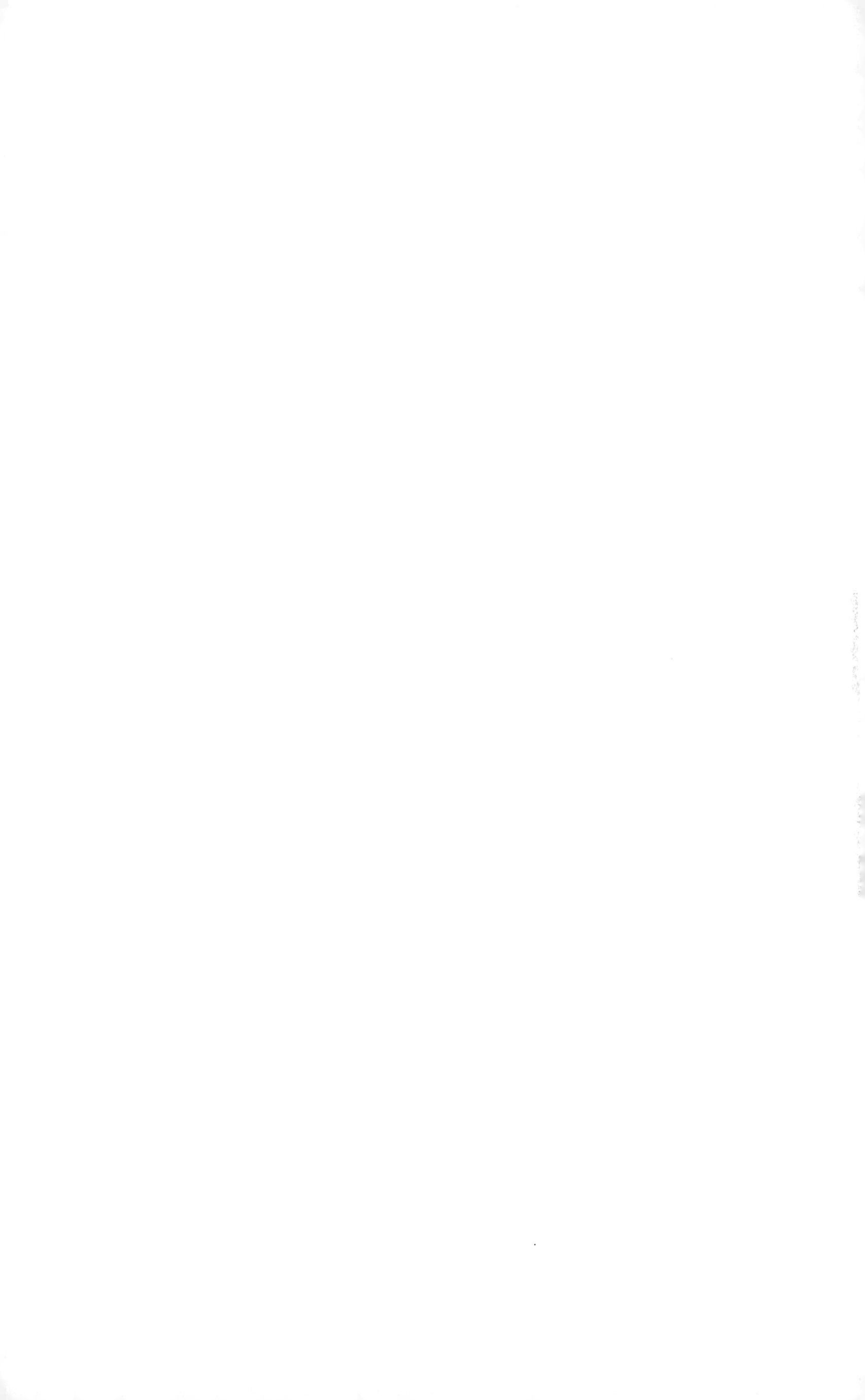

CONCLUSIONS

Les lésions ostéo-articulaires traumatiques du genou, par projectiles de guerre, forment une **entité traumatique** d'une importance et d'une gravité telles, qu'il est indiqué de consacrer, en *Chirurgie militaire*, un chapitre spécial à leur description.

*
* *

En *Chirurgie civile*, les lésions ostéo-articulaires proprement dites du genou sont *exceptionnelles :* l'on rencontre bien une entorse avec hémarthrose, une fracture uni-osseuse de la rotule, une pyarthrose secondaire venant à la rigueur compliquer cette dernière. Mais jamais l'on ne rencontrera ici, comme en **chirurgie de guerre** de ces lésions complexes, multi-osseuses, primitives des épiphyses du genou que le projectile, dans sa course, à travers la synoviale, a fait éclater suivant les trajectoires les plus variées.

*
* *

C'est dire que, à cause de la disposition anatomique du genou : carrefour osseux, nœud articulaire, synoviale d'étendue considérable, *les projectiles de guerre si variés* vont sous une incidence d'entrée très variable, avec une stérilisation ou une infection redoutable, très imprévue, entraîner au niveau du genou *cette riche et effroyable série de lésions.*

Sur un ensemble de treize parmi nos plus graves traumatisés du genou, nous avons rencontré sept cas de **lésions primitivement et uniquement articulaires** et six cas de lésions ayant d'abord évolué en **dehors de l'articulation.** Trois de ces dernières ont atteint secondairement celle-ci ; elles ont donc été mixtes.

Ainsi parmi les fractures juxta-articulaires de l'extrémité inférieure du fémur, une partie seule de celle-ci — et c'est là la quantité très minime (3 sur 13) — reste, exclusivement, au cours de son évolution, extra-articulaire. La majorité, au contraire, donne, secondairement au cours de son évolution, des symptômes de retentissement sur la synoviale.

Nous n'avons rencontré ces lésions extra-articulaires vraies qu'au niveau de la région juxta-épiphysaire de l'extrémité inférieure du fémur, jamais au cours de treize fractures de jambes siégeant au niveau **du tiers supérieur du tibia.** C'est qu'il existe, là, **une raison anatomique primordiale :** la synoviale remonte à une hauteur beaucoup plus grande au niveau des condyles fémoraux, qu'elle ne le fait au niveau des plateaux tibiaux. Et ce n'est que très tardivement, à la suite de dégâts osseux très considérables, et dans des cas tout à fait exceptionnels, que l'on verra survenir, au cours des fractures de l'extrémité supérieure du tibia, une pyarthrose du genou.

LÉSIONS TRAUMATIQUES DU GENOU PRIMITIVEMENT ET UNIQUEMENT EXTRA-ARTICULAIRES

1° Le projectile, suivant un trajet très oblique, atteint l'une des faces latérales de l'un ou de l'autre des condyles. Il s'agit là d'une fracture du genou parcellaire, uni-condylienne. En vertu de la disposition de la synoviale en ce point, elle reste extra-articulaire et son évolution est en principe très favorable. Quant au projectile, aseptique, il subit une véritable « inclusion juxta-articulaire. »

* * *

2° Le projectile, suivant sa course, pénètre transversalement à travers la partie juxta-épiphysaire du fémur ; le condyle éclate, mais ni la diaphyse sus-jacente, ni les cartilages articulaires, ni la synoviale ne subissent d'altérations secondaires. Il s'agit là encore d'un cas très favorable de fracture extra-articulaire du genou. **Extra-articulaire primitive elle le restera jusqu'à la fin.** C'est la fracture du genou extra-articulaire, très heureuse, dont le cal trans-épiphysaire se produira plus lentement mais aussi favorablement que le cal d'une fracture diaphysaire (*fig.* 2).

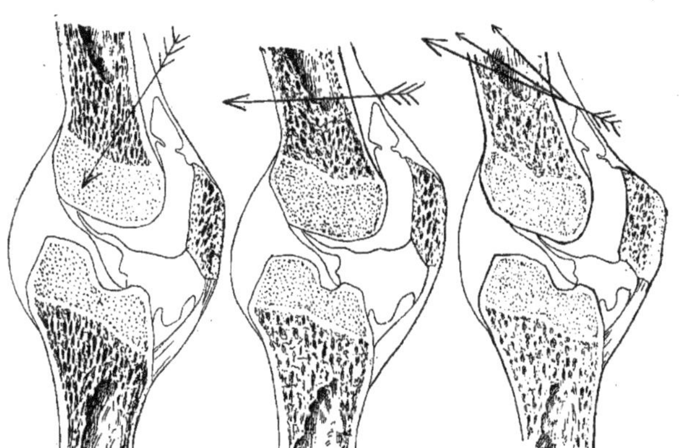

FIG. 1. — Fracture parcellaire uni-condylienne extra-articulaire, avec « inclusion osseuse du projectile ».

FIG. 2. — Fracture juxta-épiphysaire fémorale simple.

FIG. 3. — Fracture juxta-épiphysaire fémorale avec pénétration diaphysaire.

*
* *

3° Le projectile, dans sa course, pénètre à travers la *partie juxta-épiphysaire inférieure du fémur ;* le condyle éclate mais, secondairement, un long trait de fracture ascendant va cliver, en 2 ou 3 fragments très allongés, la diaphyse inférieure. Il s'agit là, désormais, d'une **fracture compliquée diaphysaire** dont les bords osseux, à dents de scie, s'offrent au développement d'une ostéomyélite secondaire. Dans ce milieu infecté, la réparation définitive du cal sera souvent très lente, même parfois impossible, et pourra entraîner, par dégénérescence amyloïde, le décès du malade. Dans ce cas, quoi qu'il s'agisse de fracture diaphysaire, au cours de laquelle la conservation du membre doit être la règle, il faudra parfois, après radiographie faite et si l'état général le permet, être forcé de recourir à une *intervention radicale* en temps opportun (*fig.* 3).

LÉSIONS TRAUMATIQUES DU GENOU EXTRA, PUIS INTRA-ARTICULAIRES OU MIXTES

4° Le projectile, dans sa course, pénètre à travers la *partie juxta-épiphysaire inférieure du fémur ;* le condyle éclate mais, secondairement, une fine félure de la fracture atteint la *surface lisse cartilagineuse*. Il s'agit alors de *la fracture extra-articulaire primitive devenue secondairement intra-articulaire*. Au cours de celle-ci, il est possible de voir survenir les complications terribles de la *pyarthrose*. Drainée, immédiatement, par une large arthrotomie, il y a cependant grand espoir de voir la fracture sus-jacente

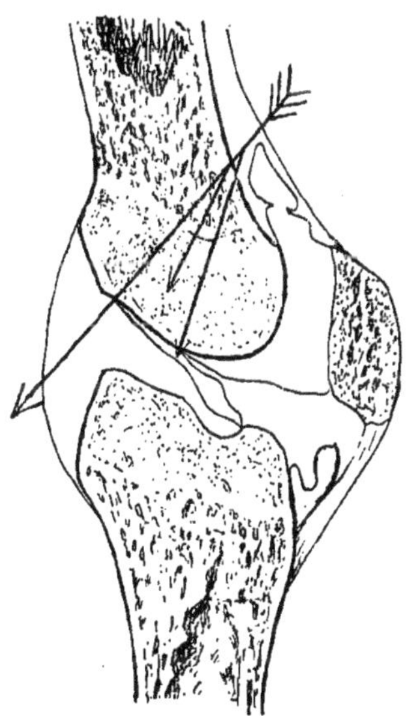

Fig. 4. — Fracture juxta-épiphysaire fémorale avec pénétration articulaire.

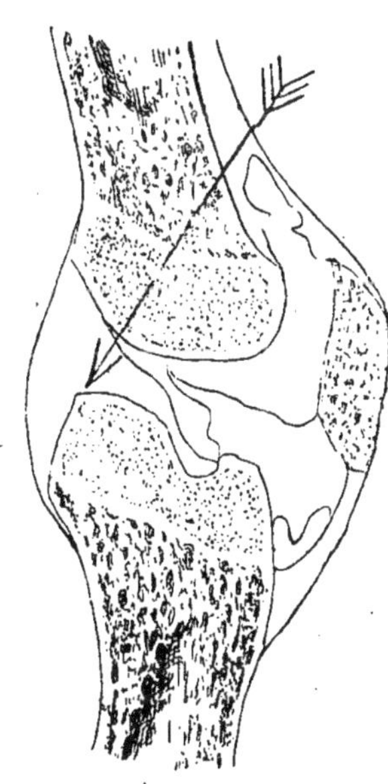

Fig. 5. — Fracture juxta-épiphysaire fémorale « inclusion du projectile dans la région poplitée ».

se consolider, le pus synovial se tarir et ce ne sera qu'exceptionnellement qu'il y aura lieu de poser l'indication d'une intervention plus étendue, car la grande majorité des lésions est diaphysaire et non intra-articulaire (*fig.* 4).

*
* *

5° Le projectile, dans sa course, pénètre à travers la *partie juxta-épiphysaire inférieure*. Le condyle éclate, mais le projectile, au lieu de sortir, atteint son point mort dans les parties molles enveloppantes. Ce projectile, qui a souvent enlevé à l'emporte-pièce des débris vêtimentaires, va être une cause d'infection de la fracture et il ne sera pas rare de voir dans le voisinage cette *fracture extra-articulaire primitive*, par inoculation de la synoviale *devenir secondairement une cause d'infection intra-articulaire*. Ce sera comme ci-dessus, la **pyarthrose** secondaire, accompagnée d'ostéomyélites étendues ou d'hémorragies infectieuses incoercibles par artérites ou phlébites des vaisseaux poplités. Après avoir temporisé l'on verra l'une ou l'autre de ces lésions prédominer et imposer finalement un traitement chirurgical électif. Souvent celui-ci sera moins conservateur que l'arthrotomie simple, puisqu'il est des cas où pour une raison ou l'autre l'on peut être amené aussi à pratiquer l'amputation de cuisse (*fig.* 5).

LÉSIONS TRAUMATIQUES DU GENOU INTRA-ARTICULAIRES

II

La caractéristique de ce troisième groupe que forme la plus grande partie des traumatismes du genou est de présenter, toujours, **une lésion de la synoviale;** c'est en dire l'importance et la gravité : en plus que la fonction de l'articulation peut être altérée, la vie du blessé peut être compromise.

*
* *

I. — **La synoviale seule peut être altérée.**

1° La synoviale du genou, spacieuse et ramifiée, peut être seule atteinte par le projectile, par exemple au niveau

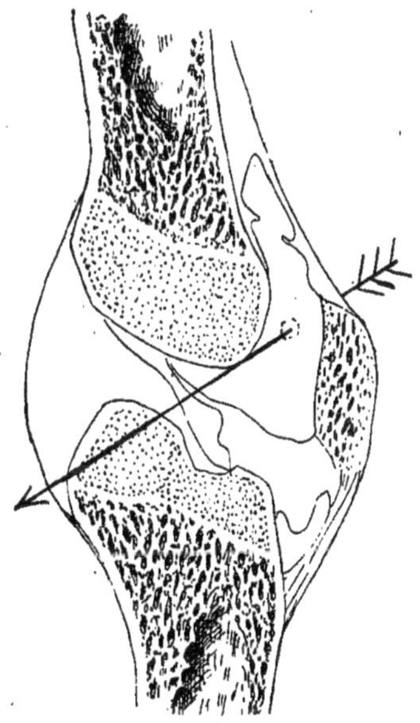

FIG. 6. — Le projectile a traversé le genou sans dégât consécutif.

de la *bourse sous-quadricipitale*. La balle aseptique, avec une vitesse maxima, pénètre de part en part créant un trajet en séton qui, sous le pansement individuel, « s'hémostase » par compression et se cicatrise **sans laisser**

de trace. Ce sont là des blessés assez nombreux qui séjournent très peu à l'hôpital, se lèvent très tôt et repartent de nouveau sur le front : cas extraordinairement favorable (*fig.* 6).

* * *

2° Le projectile, comme dans le cas précédent, traverse de part en part le cul-de-sac synovial; mais il se produit

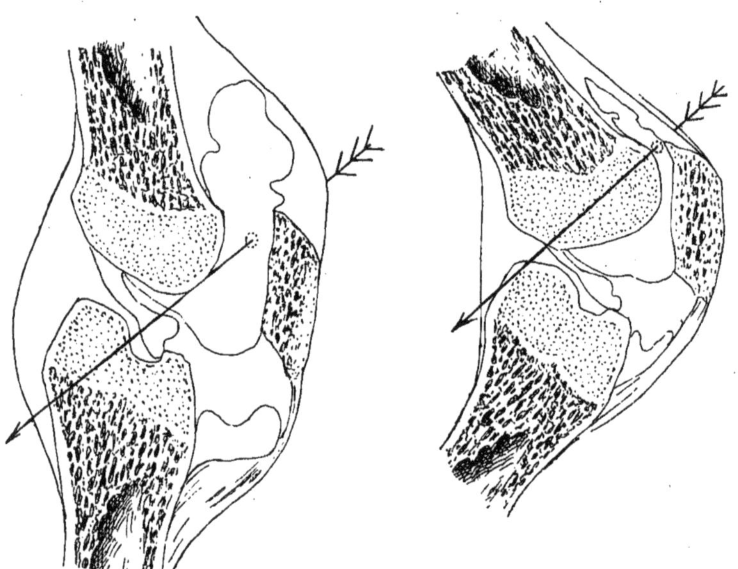

Fig. 7. — Le projectile a traversé le genou et entraîné une hémarthrose.

Fig. 8. — Le projectile a traversé le genou, l'hémarthrose laisse à sa suite une ankylose angulaire du genou.

des lésions ligamenteuses. Rapidement, une hémarthrose se développe et, si une ponction n'est pas faite immédiatement, quoique l'hémarthrose se résorbe aseptiquement, il va persister, à la suite, *une trop grande laxité des ligaments articulaires* et le *genou restera, désormais, ballant*, de polichinelle, voué aux entorses subintrantes (*fig*. 7).

*
* *

3° Le projectile entre et sort ayant déterminé une hémarthrose. Celle-ci, par sa distension synoviale, entraîne une position vicieuse de l'articulation : *le genou devient angulaire*. L'épanchement, en se dissipant, laisse des *adhérences*. Pour éviter cette difformité de statique, il faudra, rapidement, avoir recours à l'extension continue et, plus tard, à la mobilisation méthodique. Sinon, c'est l'**ankylose vicieuse** (*fig*. 8).

*
* *

4° L'hémarthrose produite par une *balle septique*, par un schrapnell enveloppé de vêtement, par un éclat d'obus, s'infecte. La pyarthrose s'allume avec toutes ses conséquences fonctionnelles et vitales. Elle est, d'ailleurs, ordinairement curable par la large arthrotomie. L'on ne doit pas voir la pyarthrose essentielle, arthrotomisée à temps, se compliquer de chondrite ou d'ostéite secondaires et nécessiter une *Résection du genou*, intervention toujours d'ailleurs inutile et même dangereuse, quand elle est pratiquée dans un milieu articulaire infecté (*fig*. 9).

*
* *

5° La balle entre dans la synoviale, *mais n'en sort pas ;* elle reste, formant **un corps étranger articulaire,** horriblement douloureux, souvent infecté et au cours duquel,

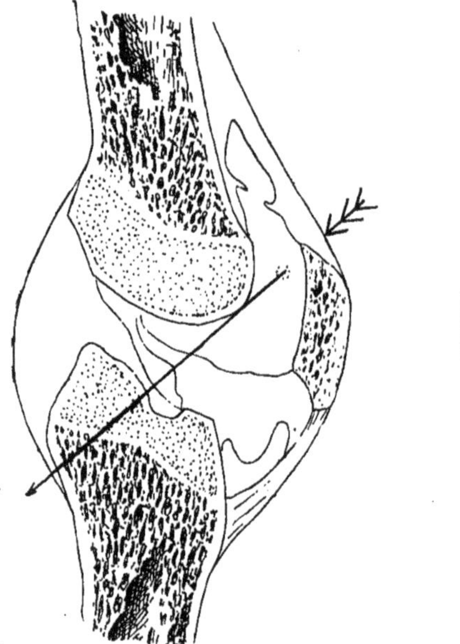

Fig. 9. — Le projectile infecté a traversé le genou, l'hémarthrose devient une pyarthrose.

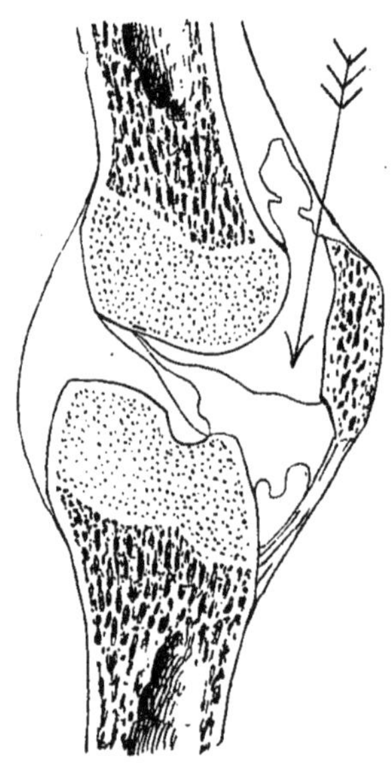

Fig. 10. — Le projectile s'arrête à l'intérieur du genou (corps étranger intra-articulaire).

il faudra absolument intervenir d'une façon rationnelle par l'extraction précoce du projectile. Il faut insister sur ce type de lésion. C'est en présence de celui-ci que le chirurgien, sans radiographie, draine, redraine, explore de multiples fois, et rectulectomise pendant que le malade s'épuise. Pour sauver la vie il finit par amputer. Au contraire, avec une épreuve sur deux plans et l'extraction précoce de la balle, cette lésion devient l'une des plus bénignes du genou. Non seulement, le membre doit être toujours conservé, mais il peut arriver à récupérer jusqu'à sa souplesse (*fig.* 10).

*
* *

II. — **En plus des lésions de la synoviale, le squelette du genou peut être fracturé également.**

1° La rotule peut, exceptionnellement, au cours des lésions par projectiles de guerre, *être le seul os du genou atteint :* cette fracture *intra-articulaire uni-osseuse est exceptionnelle et providentielle.* Elle ne peut être produite que dans le cas où le projectile atteint le genou *latéralement.* A l'aide d'un large volet cutané convexe, l'on videra l'articulation de ses caillots, l'on pratiquera le cerclage des fragments rotuliens et, à moins de projectiles très septiques, il y a lieu d'espérer tirer très bon parti de cette bonne fortune. Nous le répétons, la fracture du genou intra-articulaire *uni-osseuse rotulienne* est *exceptionnelle* et de toutes les fractures du genou intra-articulaires, elle est de beaucoup la plus favorable (*fig.* 11).

*
* *

2° C'est qu'en effet, le plus ordinairement, ce n'est pas latéralement que le projectile atteint la rotule, mais d'*avant en arrière* ou d'*arrière en avant* avec une course *ascendante* ou *descendante*. Il s'agit, alors, de fractures

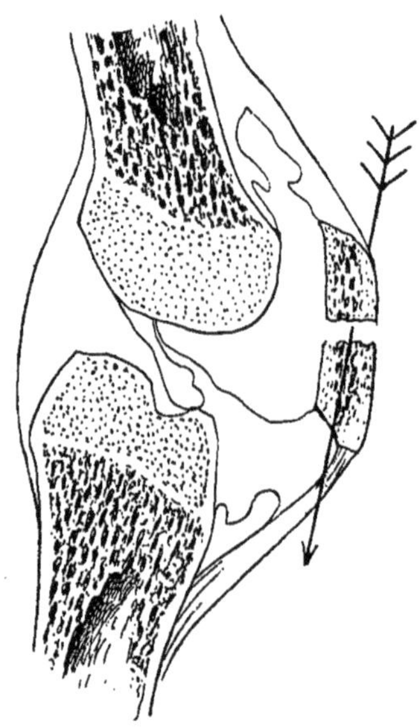

Fig. 11. — Le projectile pénètre latéralement, à la partie haute antérieure du genou, fracture simple de la rotule (rare, uni-osseuse, très favorable).

intra-articulaires multi-osseuses très complexes, très étendues et ce sont là les fractures du genou que l'on **doit le plus redouter.** Ce sont là, à vrai dire, les vraies fractures du genou. Leurs dégâts sont horribles, leur gravité souvent insurmontable. Le drainage seul de l'articulation, l'arthrotomie la plus complète, ne pourront permettre aux cals multiples et très étendus, de se bâtir. Bien avant la réparation osseuse, la septicité articulaire pourra emporter et miner le blessé, homme jeune et très vigoureux. En présence de cette pyarthrose baignant déjà les moelles osseuses ouvertes, la *Résection du genou* sera encore illusoire, illogique, et dangereuse. Qu'elle soit *typique* ou *atypique* comme nous l'avons déjà dit, elle est un procédé opératoire à rejeter en présence des diverses lésions osseuses du genou par projectile de guerre.

L'*amputation de cuisse tardive* deviendra de même insuffisante et par suite inutile.

Il faudra recourir à l'*amputation de cuisse précoce*. L'indication de celle-ci bien posée en tenant compte de tous les détails de la plaque radiographique de l'évolution clinique des lésions, de l'état de défense générale du sujet, il faudra parfois, sans hésitation, l'exécuter très hâtivement. A la radiographie précoce, succédera ici l'amputation précoce.

*
* *

Ces fractures du genou **intra-articulaires multi-osseuses** présentent toujours une lésion très grave de la rotule. Celle-ci présente, ordinairement, *la disposition en mosaïque* et sous la rotule, l'on trouve un éclatement *avec de gros débris osseux du fémur ou du tibia.*

a) Si le projectile est tiré *de bas en haut*, il fait éclater d'abord la rotule, puis les condyles fémoraux et parfois une grande étendue de la diaphyse fémorale. C'est la

fracture multi-osseuse du genou, de la rotule et du fémur (*fig.* 12).

b) Si le projectile est tiré *de haut en bas*, il fait éclater d'abord la rotule, puis les plateaux tibiaux et parfois la

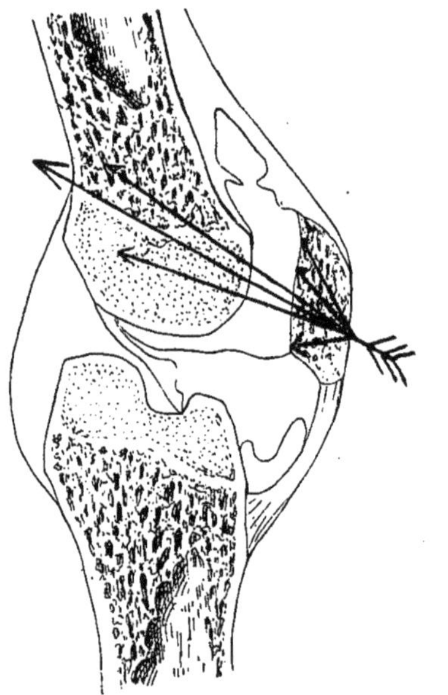

Fig. 12. — Le projectile pénétrant de face ou d'arrière a un trajet ascendant (fracture fréquente, multi-osseuse rotule et fémur) très grave.

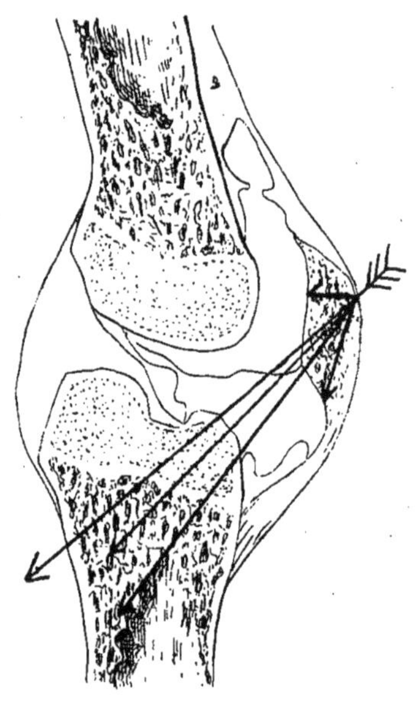

Fig. 13. — Le projectile pénétrant de face ou d'arrière a un trajet descendant (fracture fréquente, multi-osseuse rotule et tibia) très grave.

diaphyse tibiale. C'est la **fracture multi-osseuse du genou, de la rotule et du tibia** (*fig.* 13).

Donc, lorsqu'on se trouve en présence d'une fracture de la rotule causée par un projectile de guerre, il faut systématiquement se méfier de l'existence possible d'une fracture associée d'un des gros os du genou. Il peut s'agir, sous des apparences d'une lésion bénigne, d'une atroce mutilation du squelette du genou qui, restant inconnue, peut subitement, et d'une façon foudroyante, compromettre absolument l'existence du blessé.

*
* *

Mais c'est grâce à la **radiographie** et à la **radiographie seule** et non à la radioscopie, faite d'une façon précise et systématique, avant que ne survienne la pyarthrose secondaire, que l'on pourra dissocier, d'une façon précise, *la fine complexité des divers traits de fracture*. La radiographie faite tardivement, par exemple trois semaines où un mois après l'accident, ne montrera qu'une large tache de pus sur la plaque.

C'est dans les formations de l'**arrière** et dans celles de l'**avant, mais les seules qui seront munies d'une installation radiographique complète**[1] que l'on pourra poser le diagnostic précis et, par suite, l'indication opératoire sûre de ces très complexes lésions. Alors le chirurgien deviendra, sur le champ, d'une façon élective, soit un *interventionniste radical d'urgence*, soit le plus souvent et de parti pris et jusqu'à la fin, un *conservateur de la totalité du membre*.

1. *De la nécessité de l'examen radiologique en chirurgie de guerre*, par M. le Dr Bazy. (*Gazette médicale de Paris*, 10 février 1915.)

Ce ne sera plus sans raison et au hasard, que l'on se bornera simplement à drainer et redrainer une série de fois, même à l'aide d'une rotulectomie, la même pyarthrose du genou? L'on ne réséquera ou n'amputera pas non plus sans discernement et sans certitude. L'on voudra être convaincu d'avance de la nécessité absolue, ainsi que du succès le plus probable de l'une ou l'autre de ces différentes méthodes. Après avoir bien dissocié le type de ces lésions, l'on optera en temps opportun et d'une façon définitive pour la vraie technique de choix.

Ainsi, connaissant mieux, les « effroyables genoux », le chirurgien réussira à conserver plus de membres et à sauver un plus grand nombre d'existences. La dissociation lumineuse des radiodiagnostics et des divers types d'interventions en face de ces multiples lésions ostéo-articulaires du genou, sera le moyen le plus sûr de diminuer le nombre des mutilations opératoires et le pourcentage de la mortalité, pour l'une des catégories, sans contredit les plus sombres, parmi les blessures par projectiles de guerre.

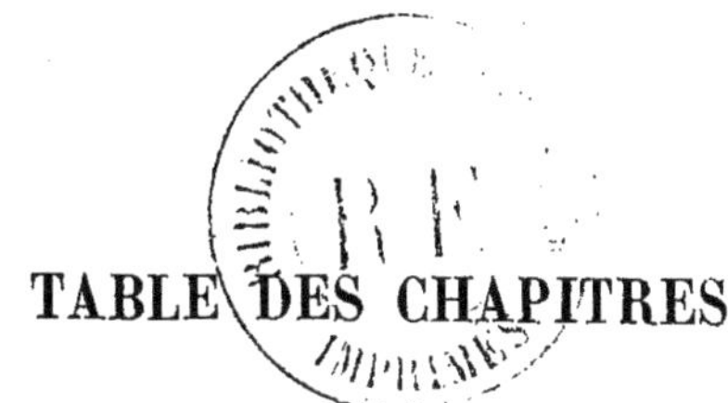

TABLE DES CHAPITRES

Tours. — Imp. Deslis Frères et Cie, 6, rue Gambetta.

www.ingramcontent.com/pod-product-compliance
Ingram Content Group UK Ltd.
Pitfield, Milton Keynes, MK11 3LW, UK
UKHW021211220726
13924UKWH00003B/1471

9 782019 285913